AUX ORIGINES DE L'ODONTOLOGIE MÉDICO-LÉGALE

Des « Sherlock Holmes » français…

Médecine à travers les siècles

Collection dirigée par le Docteur Xavier Riaud

L'objectif de cette collection est de constituer « une histoire grand public » de la médecine ainsi que de ses acteurs plus ou moins connus, de l'Antiquité à nos jours.
Si elle se veut un hommage à ceux qui ont contribué au progrès de l'humanité, elle ne néglige pas pour autant les zones d'ombre ou les dérives de la science médicale.
C'est en ce sens que – conformément à ce que devrait être l'enseignement de l'histoire –, elle ambitionne une « vision globale » et non partielle ou partiale comme cela est trop souvent le cas.

Dernières parutions

Dominique LE NEN et Frédéric DUBRANA (dir.), *La médecine... art ou science ?*, 2022.
Pierre AUBRY et Bernard-Alex GAÜZERE, *La France et ses médecins aux Amériques du XVIe au XIXe siècle*, 2021.
Frédéric DUBRANA, *La naissance de la médecine opératoire en Occident. De Hammourabi au concile de Latran*, 2021.
Patrice PINET, *Les philosophes, la maladie et la médecine de Hegel à Michel Foucault*, 2021.
Patrice PINET, *Les philosophes, la maladie et la médecine d'Epicure à David Hume*, 2021.
Jacques VASSAULT, *Contribution à l'histoire de l'asile d'aliénés d'Évreux. Tome III : Les comportements*, 2021.
Michel A. GERMAIN, *La reconstruction du nez. Une longue histoire chirurgicale*, 2021.
Lauriane BAUMANN, *Étude de soldats de la Première Guerre mondiale inhumés à Spincourt. Estimation du sexe, de l'âge et état bucco-dentaire*, 2021.
Philippe MARRE (sous la dir. du président), *L'Académie Nationale de Chirurgie au service de l'histoire. Séances solennelles : articles et conférences*, 2021.
Françoise GUILLON-METZ, Mélanie GUERIN-BOYER, *Louis XIV un souverain diabétique, ou De Regis Gallicorum re medica*, 2021.

Xavier Riaud

AUX ORIGINES DE L'ODONTOLOGIE MÉDICO-LÉGALE

Des « Sherlock Holmes » français…

L'Harmattan

5-7, rue de l'Ecole-Polytechnique, 75005 Paris
http://www.editions-harmattan.fr
ISBN : 978-2-343-25266-7
EAN : 9782343252667

Il n'est rien au monde d'aussi puissant
qu'une idée dont l'heure est venue.

Victor Hugo

Avant-propos

Lors d'une visite au Musée du Louvre, je me suis perdu dans la boutique des souvenirs. Au deuxième niveau de celle-ci, il y a une gigantesque librairie aux livres aussi divers que variés. À tout hasard, je me suis mis en quête du rayon « histoire de la médecine ». Comme souvent dans ces moments, j'ai découvert un livre, que les jeunes d'aujourd'hui qualifieraient de « pépite », qui change tout, qui bouleverse tout, ou tout du moins suscite un intérêt nouveau et soudain. Ceci a éveillé en moi une envie terrible d'étudier la question plus avant, de chercher tout simplement. Obsessionnelle et inscrite au fond de vous, comme un tatouage, elle ne vous quitte plus jusqu'à sa délivrance.

Inconsciemment, est née en moi l'idée d'un livre qui s'est organisé dans mon esprit, chapitre après chapitre, le temps d'un retour en train de Paris. Quand est venue l'heure de l'écriture, tout a jailli telle une fontaine et pris sa place comme autant d'évidences. L'exaltation, la passion m'ont alors submergé. Ce sont des moteurs à l'essence inextinguible.

Quel est ce livre qui a suscité autant d'émoi ?

C'est un petit opus tout de noir vêtu et écrit par Amos Frappa, aux Editions Fage, paru en 2019 et intitulé *Alexandre Lacassagne, médecin du crime*. Sa lecture allait m'obliger à revoir toutes mes certitudes sur la naissance de l'Odontologie médico-légale en France, ou plutôt sur la personne qui en détient légitimement la paternité et sur l'affaire réellement phare qui doit être citée en référence. C'est ce dernier ouvrage qui m'a amené à écrire ce petit manuscrit aujourd'hui qui se veut tout à la fois riche d'informations, de rappels et de révisions.

Si des balbutiements sont bien recensés à travers les siècles, on a longtemps dit que le Professeur Oscar Amoëdo y Valdes était le père de l'Odontologie médico-légale judiciaire dans

notre pays, celle qui est reconnue et demandée par la justice aujourd'hui lors des enquêtes policières engagées sur des scènes de crimes ou de catastrophes. Sa thèse de médecine publiée aux Editions Masson en 1898 est un ouvrage exceptionnel qui est toujours considéré de nos jours comme une référence incontournable. Pourtant, Oscar Amoëdo y Valdes n'a, semble-t-il, pas participé à la moindre identification. Il s'est limité à recueillir des témoignages et des informations. À partir de ceux-ci, il a aussi écrit un travail théorique et technique de première force, mais ceci est survenu bien après l'incendie du Bazar de la Charité en 1897.
Charles Godon, le père de l'École odontologique de Paris, a tenu des propos précurseurs sur cette question dès 1887, qui ne semblaient laisser aucun doute sur cette soi-disant paternité.
Toutefois, regrettable omission, j'ai oublié l'école de médecine légale qui a vu le jour à Lyon à la fin du XIXe siècle et au début du XXe siècle avec des hommes gigantesques, des bâtisseurs comme Alexandre Lacassagne ou encore Edmond Locard. Le premier sera à l'origine de cette école et le second, aux prémices du laboratoire de médecine légale de Lyon mondialement connu dès 1910. Chacun aura maille à partir avec les dents et la source de renseignements qu'elles constituent en médecine légale.
En définitive, la question est posée : « Et si Amoëdo y Valdes et Godon n'avaient été que des intermédiaires de l'histoire ? Et si les vrais précurseurs dans cette discipline n'étaient pas ceux auxquels on croit ? »
Mais, à quelle fin l'élucidation de ce mystère ? Il faut bien sûr rétablir une vérité qui me semble importante, mais aussi rappeler le rôle primordial du dentiste légiste. En effet, rien n'est plus triste que la mort d'une personne, mais c'est aussi à l'odontologiste averti, en identifiant un corps par ses dents, de rendre sa dignité d'être humain à un cadavre sans nom et de soulager la famille de la disparition intempestive d'un proche en lui permettant de faire son deuil. L'aboutissement de ses

investigations sur une scène de crime ou de catastrophe permet, sur un plan plus administratif, l'ouverture d'une succession, ce qui est rendu impossible si la personne décédée n'a pas été reconnue.
Ces méthodes scientifiques ne sont pas sans rappeler celles parfois développées dans les livres de Maurice Leblanc, Sir Arthur Conan Doyle ou encore Agatha Christie, les maîtres du policier, qui ont assisté à l'essor de la médecine légale au crépuscule du XIXe et à l'aube du XXe siècle. Si on connaît bien l'œuvre de ces fameux écrivains aujourd'hui, on en sait beaucoup moins sur ce qui a inspiré certaines de leurs histoires. Si l'exaltation qu'a suscitée l'écriture de cet ouvrage m'a amené à rappeler ces illustres auteurs et si quelques références apparaissent au cours de son déroulé, elles ne constitueront pas son essentiel malgré tout.

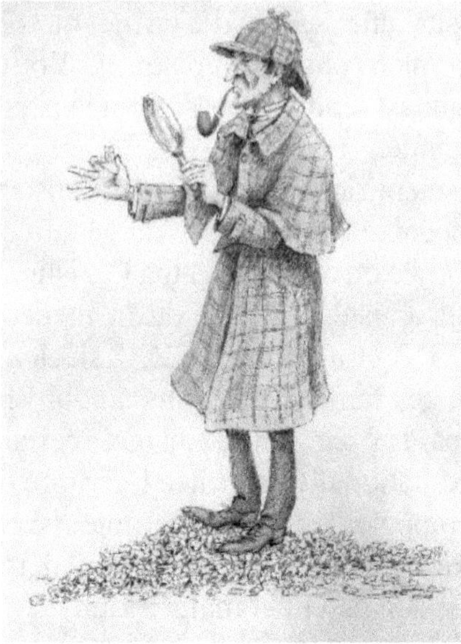

1

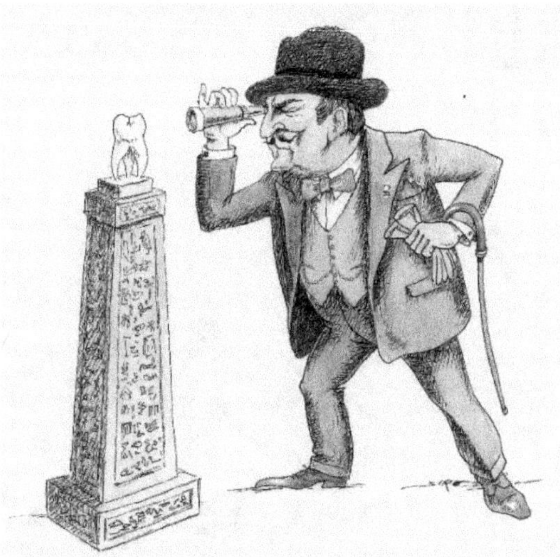

2

[1] Dr Robert Sire, Orléans, 2008.
[2] Dr Robert Sire, Orléans, 2010.

Une pensée aux confins de la philosophie : l'anthropologie criminelle

« Le discours médico-légal sur la folie est bien antérieur à celui de l'anthropologie criminelle, car il est déjà formalisé dans l'œuvre monumentale de Paolo Zacchias (1584-1659). Sous l'Ancien Régime, les juges n'hésitaient pas à appeler des médecins pour expertise dans les affaires civiles et criminelles. L'ordonnance de 1667, et surtout celle de 1670 y faisaient déjà allusion à propos de la constatation du corps du délit, des expertises en écriture et de l'examen de l'esprit des suspects[3]. » (...)

« Le XIXe siècle est caractérisé par une transformation de la criminalité tant dans son importance que dans ses manifestations[4]. » *« La psychiatrie scientifique se transforme en s'appuyant sur la pratique asilaire. Un concept voit le jour : la monomanie homicide. Ce concept s'est avéré symptomatique de l'impuissance des psychiatres à donner une étiologie claire du comportement criminel, car sa définition ne portait que sur les actes. Était susceptible d'être atteint de monomanie tout individu qui avait commis un crime particulièrement atroce. Le paralogisme tautologique dans lequel s'enfermaient ces délits sans délire a laissé les juges dubitatifs et plus d'un a hésité avant d'appliquer dans les cas de monomanie l'article 64 du code de 1810, qui soustrayait à la procédure pénale les aliénés-criminels en état de « démence*

---

[3] Cf. Renneville Marc, « L'anthropologie criminelle en France », in *Revue criminologie*, 1994, vol. 27, n° 2, pp. 185-210.
[4] Cf. Mazévet Michel, Stagnara Denise & Fischer Louis-Paul, « Le Dr Edmond Locard (1877-1966), le Sherlock Holmes lyonnais », in *Revue d'Histoire des Sciences médicales*, Juillet-Août-Septembre 2007, tome XLI, n° 3, pp. 269-278.

». Pour les juristes de l'époque, la « monomanie homicide » devait se soigner en place de Grève[5]*... »* (...)

« À une criminalité violente, se substitue une criminalité intellectuelle avec des milieux déterminés et de nombreux récidivistes. C'est dans ce contexte qu'apparaît une nouvelle science : l'anthropologie criminelle qui est l'étude du comportement antisocial, de ses causes et de ses conséquences. Son objectif est d'essayer de mettre en place des solutions aux problèmes posés[6]*. »* (...)

« Le médecin François-Joseph Gall (1758-1828), donnant ses cours en France à partir de 1808, a théorisé le premier la phrénologie. Pour Gall, toutes les facultés intellectuelles et morales sont localisées dans les « organes » du cerveau. Un plus ou moins grand développement de l'organe d'une faculté provoque sa plus ou moins grande activité chez l'individu qui la possède. Partant du principe erroné que les protubérances de l'enveloppe crânienne correspondent à celles du cerveau, il parvient à « lire » les aptitudes et les penchants de chacun en repérant les saillies et les méplats des crânes. Gall a repéré chez certains individus criminels un penchant au meurtre, résultant d'un instinct carnassier[7]*. »* (...)

« En affirmant l'existence de cet instinct, Gall dissocie plus que les aliénistes, le déterminisme du comportement criminel de celui de la folie. Il se distingue également des tenants de la « monomanie homicide » parce qu'il reconnaît l'existence de différents penchants criminels et estime que c'est le développement relatif de ces penchants qui produisait les dispositions

---

[5] Cf. Renneville Marc, « L'anthropologie criminelle en France », in *Revue criminologie*, 1994, vol. 27, n° 2, pp. 185-210.

[6] Cf. Mazévet Michel, Stagnara Denise & Fischer Louis-Paul, « Le Dr Edmond Locard (1877-1966), le Sherlock Holmes lyonnais », in *Revue d'Histoire des Sciences médicales*, Juillet-Août-Septembre 2007, tome XLI, n° 3, pp. 269-278.

[7] Cf. Renneville Marc, « L'anthropologie criminelle en France », in *Revue criminologie*, 1994, vol. 27, n° 2, pp. 185-210.

de l'individu[8]*. »* (…) Gall a été le premier à poser le principe des localisations cérébrales. *« Ce qui est certain, c'est que la phrénologie bien que science erronée a été à l'origine du paradigme qui structure les études biologiques sur les criminels. Gall a été en effet le premier savant à avancer l'idée qu'il puisse exister une correspondance entre les comportements agressifs et la constitution des individus qui les commettent. Gall a posé en revanche très clairement le principe de la « défense sociale » que l'anthropologie criminelle a tenté d'imposer bien plus tard*[9]*. »* Pour lui en effet, il faut rejeter la notion de « culpabilité intérieure », car en matière de justice, il est question *« des besoins de la société ; de prévenir les délits, de corriger les malfaiteurs et de mettre la société en sûreté contre ceux qui sont les plus incorrigibles*[10]*. »*

« Adolphe Quételet (1796-1874) est considéré comme un précurseur de cette discipline. Ce savant belge travaille à partir du compte général administratif français. En 1829, il publie « Recherches statistiques sur le Royaume des Pays-Bas » où il effectue un parallèle entre la criminalité des Pays-Bas et celle de la France. Il y développe une de ses idées maîtresses, le penchant au crime qu'il définit ainsi : « Si on suppose les hommes placés dans les mêmes circonstances, je nomme penchant au crime, la probabilité plus ou moins grande de commettre un crime. » Il insiste sur le rôle que la société peut avoir sur ce penchant. « Le taux annuel des

---

[8] Cf. Renneville Marc, « L'anthropologie criminelle en France », in *Revue criminologie*, 1994, vol. 27, n° 2, pp. 185-210.

[9] Cf. Renneville Marc, « L'anthropologie criminelle en France », in *Revue criminologie*, 1994, vol. 27, n° 2, pp. 185-210.

[10] Cf. Gall François-Joseph, *Anatomie et physiologie du système nerveux en général, et du cerveau en particulier*, Haussmann & d'Hautel (éd.), vol. 2, Paris, 1810-1819, p. 356.

crimes est un résultat nécessaire de notre organisation sociale[11]*.* »

« *Paul Broca (1824-1880), médecin et chirurgien de formation, est considéré comme le fondateur de l'anthropologie française. Il a été l'initiateur de la Société d'anthropologie de Paris en 1859, a créé en 1872 la Revue d'anthropologie et a fondé six ans plus tard une école d'anthropologie à Paris. Sur l'ensemble de son œuvre, Broca ne semble s'être intéressé qu'accessoirement aux criminels. Il a eu toutefois l'occasion de faire lui-même des observations sur Lemaire, criminel décapité en 1867, malgré des présomptions de folie. À l'autopsie, Broca a relevé sur son cerveau une "organisation défectueuse" qu'il a imputée à une méningite. Pour lui, il était clair que l'individu décapité était en réalité un aliéné-criminel "en proie à une maladie qui détruit la raison".* »[12]

En fait, le véritable père de l'anthropologie médicale est sans nul doute l'Italien Cesare Lombroso (1835-1909). Médecin militaire de 1859 à 1863, il étudie l'anthropométrie de ses soldats en relevant tous les signes différenciant les habitants de différentes régions de l'Italie. En 1863, il est nommé à la chaire des maladies mentales et devient directeur d'un asile d'aliénés. Il occupe tout son temps à la prise de mensurations physiques qu'il effectue sur ses malades et qui lui permettent de classifier les sujets atteints de maladies mentales. En 1870, au cours de l'autopsie d'un brigand qui avait tenté de s'enfuir de la prison, il réalise sa première grande découverte. « *Tout à coup, un matin d'une triste journée de décembre, je trouve*

---

[11] Cf. Mazévet Michel, Stagnara Denise & Fischer Louis-Paul, « Le Dr Edmond Locard (1877-1966), le Sherlock Holmes lyonnais », in *Revue d'Histoire des Sciences médicales*, Juillet-Août-Septembre 2007, tome XLI, n° 3, pp. 269-278.

[12] Cf. Broca Paul, « Sur l'assassin Lemaire et la criminalité », in *Bulletin de la société d'anthropologie de Paris*, 1867, pp. 347-355.

dans le crâne d'un brigand toute une série d'anomalies... analogues à celles qu'on trouve dans les vertébrés inférieurs. » Il ajoute : « *Cette anomalie crânienne... a été découverte dans cette variété d'hommes qui, à mon avis, est plus pathologique que l'aliéné : l'homme criminel ?* »[13]

« *En 1876, il publie un ouvrage clé L'uomo delinquente qui est un véritable traité d'anthropologie expérimentale sur l'homme criminel réalisé à partir de l'étude de 5 907 délinquants et de la mesure de 383 crânes. Par l'analyse anthropométrique, les autopsies, l'étude crâniale et l'observation de photographies, Lombroso propose une typologie du « criminel-né ». Il y ajoute des caractères sociaux propres comme l'argot ou les tatouages, affirmation ouverte de leur insensibilité. Il affirme l'existence d'une criminalité par atavisme où le criminel est un individu qui n'a pas achevé son évolution au terme de laquelle il est devenu un homme.* »[14]

En 1885, le premier congrès d'anthropologie criminelle est organisé à Rome. Cesare y triomphe.

Dans ses observations recueillies auprès de criminels emprisonnés en Lombardie, à Naples ou en Sicile, Lombroso a relevé un développement anormal de la canine dans 4 % des individus examinés[15]. À 6 reprises, il y avait d'autres anomalies dans leurs bouches : absence des incisives, petitesse notable des canines ou malpositions[16].

---

[13] Cf. Mazévet Michel, Stagnara Denise & Fischer Louis-Paul, « Le Dr Edmond Locard (1877-1966), le Sherlock Holmes lyonnais », in *Revue d'Histoire des Sciences médicales*, Juillet-Août-Septembre 2007, tome XLI, n° 3, pp. 269-278.

[14] Cf. Mazévet Michel, Stagnara Denise & Fischer Louis-Paul, « Le Dr Edmond Locard (1877-1966), le Sherlock Holmes lyonnais », in *Revue d'Histoire des Sciences médicales*, Juillet-Août-Septembre 2007, tome XLI, n° 3, pp. 269-278.

[15] Cf. Dumur Albert, *Des dents, leur importance et leur signification dans les questions médico-légales*, Thèse Doct. Méd., Lyon, 1882, p. 41. Dumur s'est livré à une étude comparative qui s'est révélée moins concluante. Nous y reviendrons.

[16] Cf. Lombroso Cesare, *L'homme criminel*, Félix Alcan (éd.), Paris, 1887.

Arthur Bordier (1841-1910), anthropologue de formation médicale, disciple de Broca, fonde la Société de médecine publique en 1877. Il occupe de 1878 à 1895, la chaire de géographie médicale à l'école d'anthropologie et est président de la Société d'anthropologie en 1892. Enfin, il crée à Grenoble, la Société dauphinoise d'anthropologie[17]. Ce même Bordier présente en 1878, *« au congrès des sciences anthropologiques, une étude sur 35 crânes d'assassins guillotinés. Bordier a étudié ses crânes à l'aide de multiples indices (courbe sous-cérébrale, courbe frontale, demi-circonférence antérieure, etc.). Ses conclusions sont consultables dans les Bulletins de la société d'anthropologie de Paris. L'auteur y oppose ses observations à celles de Lombroso, car pour lui, les criminels ne sont ni "mésaticéphales" ni "microcéphales", mais ont au contraire un cerveau plus lourd que la moyenne. »*[18] Le criminel est donc pour Bordier comme pour Lombroso *« un anachronisme, un sauvage en pays civilisé, une sorte de monstre et quelque chose de comparable à un animal qui, né de parents depuis longtemps domestiqués, apprivoisés, habitués au travail, apparaît brusquement avec la sauvagerie indomptable de ses premiers ancêtres. »*[19] *« Dans ce cadre, Bordier pense qu'un homme peut naître criminel, mais il estime également comme Broca qu'il peut le devenir "à la suite de lésions cérébrales". D'après lui, le criminel n'est pas un être foncièrement et irrémédiablement mauvais en soi, mais il est mal adapté à la vie moderne. En conséquence de quoi, il estime qu'une "éducation*

[17] Cf. Bordier Arthur, « Sur les crânes d'assassins », in *Bulletin de la société d'anthropologie de Paris*, 1879, pp. 291-298.
[18] Cf. Renneville Marc, « L'anthropologie criminelle en France », in *Revue criminologie*, 1994, vol. 27, n° 2, pp. 185-210.
[19] Cf. Bordier Arthur, « Sur les crânes d'assassins », in *Bulletin de la société d'anthropologie de Paris*, 1879, pp. 291-298.

convenable" peut corriger l'enfant qui a eu la mauvaise fortune de naître avec ces "tristes dispositions". »[20] (…)

« De 1880 à 1890 environ, le Bulletin de la société d'anthropologie de Paris, mais aussi les Bulletins des sociétés d'anthropologie de Lyon, Bordeaux et Bruxelles[21] *ont publié de nombreuses études sur les crânes de criminels. Insensiblement, toutefois, les études craniométriques pures sont délaissées pour se concentrer sur la pathologie du cerveau. Il faut avouer que les premiers résultats de craniométrie ont été passablement contradictoires et il semble bien que la plupart des anthropologues se soient aperçus assez rapidement que s'il existe des différences entre les crânes de criminels et d'honnêtes hommes, elles doivent être minimes*[22]. » (…)

Le congrès de Rome en 1885 est aussi le point de naissance du mouvement criminologique français lancé par Jean-Alexandre Eugène Lacassagne[23] (1823-1924), titulaire de la chaire de médecine légale de Lyon depuis 1880. *« Alexandre Lacassagne a été probablement l'un des premiers admirateurs de Lombroso en France. Il semble que ce soit sous l'influence de son ami Gabriel Tarde qu'il a pris ses distances à l'égard de l'Italien. Si Lacassagne a fait effectivement quelques études d'anthropologie médicale, notamment sur les tatouages, sur la variation de la taille du cerveau en fonction des professions, sur le rapport entre la grande envergure*

---

[20] Cf. Renneville Marc, « L'anthropologie criminelle en France », in *Revue criminologie*, 1994, vol. 27, n° 2, pp. 185-210.
[21] Cf. Renneville Marc, « L'anthropologie criminelle en France », in *Revue criminologie*, 1994, vol. 27, n° 2, pp. 185-210.
[22] Cf. Renneville Marc, « L'anthropologie criminelle en France », in *Revue criminologie*, 1994, vol. 27, n° 2, pp. 185-210.
[23] Cf. Mazévet Michel, Stagnara Denise & Fischer Louis-Paul, « Le Dr Edmond Locard (1877-1966), le Sherlock Holmes lyonnais », in *Revue d'Histoire des Sciences médicales*, Juillet-Août-Septembre 2007, tome XLI, n° 3, pp. 269-278.

physique et les criminels, il reste surtout connu pour ses recherches dans le domaine de la médecine légale[24]. » (…) Par contre, il est convaincu de l'importance du milieu social. *« Si le milieu social est assez défectueux pour favoriser l'essor des natures vicieuses ou criminelles, c'est sur ce milieu et ces conditions que doivent porter les réformes… Les sociétés ont les criminels qu'elles méritent*[25]. »

« En 1885, Lacassagne crée les Archives d'anthropologie criminelle et des sciences pénales avec les docteurs Garraud et Coutagne et la collaboration d'Albert Bournet. Elles changent de nom en 1893 lorsque Tarde est entré dans le comité de rédaction. La revue adopte alors la formule de la double direction. En effet, Lacassagne dirige la partie scientifique et Tarde est responsable de la partie juridique. La rédaction prévoyait à cette occasion de faire une plus grande place à la « physiologie cérébrale et à l'aliénation mentale ». À nouveau, le titre de la revue change, lors du décès de Tarde en 1904. Les Archives, désormais co-dirigées par Lacassagne et Dubuisson, s'intitulent alors Archives d'anthropologie criminelle, de médecine légale et de psychologie normale et pathologique. La périodicité de cette revue est à peu près mensuelle. Le dernier numéro paraît en juin 1915[26]. » (…)

Tout cela serait incomplet si la théorie de la dégénérescence n'était pas abordée brièvement.
« Bénédict-Auguste Morel (1809-1873) est, quant à lui, médecin aliéniste et pratiquait à l'asile Saint-Yon, près de Rouen. Pour lui, il existe dans l'espèce humaine un "type

[24] Cf. Renneville Marc, « L'anthropologie criminelle en France », in *Revue criminologie*, 1994, vol. 27, n° 2, pp. 185-210.
[25] Cf. Lacassagne Alexandre, « L'homme criminel comparé à l'homme primitif », in *Bulletin du Lyon médical*, 1882, pp. 210-217, 244-255.
[26] Cf. Renneville Marc, « L'anthropologie criminelle en France », in *Revue criminologie*, 1994, vol. 27, n° 2, pp. 185-210.

primitif" qui peut dégénérer progressivement sur le plan physique et (ou) mental, en fonction des influences extérieures. (...) De plus, le degré de dégénérescence ne cesse d'augmenter si les conditions extérieures restent défavorables. Quand la dégénérescence est trop importante, l'individu devient stérile. »[27] (...)

« Pour ce médecin, il n'y avait que deux solutions pour "régénérer" les individus atteints de ce mal. La première consiste à pratiquer sur les dégénérés un traitement moral conçu comme l'application de devoirs "imposés par la loi morale, divine, fixe et immuable"[28]*. La seconde consiste en la prise de "cas aigus" par des médecins compétents. Morel met aussi l'accent sur la prévention. Pour lui, il est indispensable d'associer aux actions curatives une approche prophylactique tendant à développer l'hygiène tant sur le plan "physique" que "mental". »*[29] (...)

« Cette théorie s'est considérablement développée durant le dernier tiers du XIXe siècle. Paul Brouardel (1837-1906) a été médecin légiste, titulaire d'une chaire de médecine légale de la Faculté de médecine de Paris, doyen de la même faculté et membre de l'Académie de médecine[30]*. Celui-ci retient par exemple, l'idée d'une dégénérescence qui provoque d'après lui, un arrêt du développement de l'enfant. »*[31] (...) Brouardel croit en l'existence d'un type dégénéré urbain[32].

---

[27] Cf. Renneville Marc, « L'anthropologie criminelle en France », in *Revue criminologie*, 1994, vol. 27, n° 2, pp. 185-210.

[28] Cf. Morel Bénédicte-Auguste, *Traité des dégénérescences physiques, intellectuelles et morales*, J. B. Baillière (éd.), Paris, 1857.

[29] Cf. Renneville Marc, « L'anthropologie criminelle en France », in *Revue criminologie*, 1994, vol. 27, n° 2, pp. 185-210.

[30] Cf. Brouardel Paul, « Le criminel », in *Gazette des hôpitaux*, n°45, Paris, 1890, p. 494.

[31] Cf. Renneville Marc, « L'anthropologie criminelle en France », in *Revue criminologie*, 1994, vol. 27, n° 2, pp. 185-210.

[32] Le 1er décembre 1892, la loi Brouardel du nom de son auteur est votée qui confère un statut au chirurgien-dentiste. Dès lors, ne peuvent exercer que les personnes ayant suivi des études appropriées qui sont

« La théorie de la dégénérescence appliquée à l'étiologie de la criminalité a été remarquablement servie par le médecin aliéniste Valentin Magnan (1835-1916). Rejetant explicitement la théorie de l'atavisme, Magnan a été en effet le promoteur d'une théorie de l'"obsession criminelle morbide" qui a obtenu un certain succès. Élève de Falret, de Baillarger et de Claude Bernard, il se fixe au service des admissions de l'asile Sainte-Anne à partir de 1867. De 1881 à 1898, il travaille essentiellement à appliquer la théorie morelienne dans une perspective clinique et tente d'imposer la variété des "dégénérés héréditaires". »[33] (…) *« Sur le plan théorique, Magnan a essayé d'éviter le paralogisme des aliénistes du début du siècle. Il affirme ainsi que les syndromes relevés chez les dégénérés héréditaires sont le fruit d'une "déséquilibration mentale" généralisée qui se décèle non pas tant par les actes délictueux des patients que par leur nature impulsive et obsessionnelle. Toutefois, Magnan admet que le problème est particulièrement "complexe" pour ce qui est d'appliquer sa théorie aux questions médico-légales. »*[34] *« L'héréditaire dégénéré est dans un perpétuel état d'imminence morbide. Son jugement peu solide, son sens moral imparfait le font entrer fréquemment dans la voie du crime ou du délit. C'est la connaissance de cette déséquilibration continue, fonction fatale d'influences héréditaires multiples qui doit rendre circonspect le médecin appelé à éclairer les tribunaux sur la question relative au degré de responsabilité. »*[35]

---

délivrées au sein des Facultés de médecine, études par ailleurs sanctionnées par un examen.

[33] Cf. Renneville Marc, « L'anthropologie criminelle en France », in *Revue criminologie*, 1994, vol. 27, n° 2, pp. 185-210.

[34] Cf. Renneville Marc, « L'anthropologie criminelle en France », in *Revue criminologie*, 1994, vol. 27, n° 2, pp. 185-210.

[35] Cf. Magnan Valentin, *Recherches sur les centres nerveux (alcoolisme, folie des héréditaires dégénérés, paralysie générale, médecine légale)*, Masson (éd.), Paris, 1893, pp. III-IV.

« Tous les phénomènes liés à la dégénérescence ont un caractère commun : leur irréductibilité. Ceci explique que ces individus n'ont plus de libre arbitre, bien qu'ils soient parfaitement conscients. (...) C'est cette pathologie héréditaire qui permet d'expliquer leur état mental défectueux et les « actes délictueux ou criminels » qui en résultent. »[36]

« Puisque les Français ont été quasiment unanimes à rejeter la théorie de Lombroso, peut-il y avoir une anthropologie criminelle possible dans ce pays ? Évidemment oui.

En effet, la négation du « type anthropologique » lombrosien ne signifie pas pour autant le rejet de toute étude constitutionnaliste ni même le rejet de l'existence probable d'un « type criminel » non atavique. De plus, le terme d'anthropologie criminelle avait alors un sens plus large que celui qui lui est attribué aujourd'hui. »[37] (...)

« Il est clair en tout cas que « criminologie » et « anthropologie criminelle » ne sont pas synonymes, puisque Lacassagne a rebaptisé sa revue en 1893 Archives d'anthropologie criminelle, de criminologie et de psychologie normale et pathologique. À partir de ce titre, d'ailleurs, tout semble clair : la criminologie est l'étude du phénomène criminel en général et l'anthropologie criminelle, celle du criminel en particulier. En fait, le terme de "criminologie", popularisé par Garofalo en 1885, signifie pour ce dernier et pour beaucoup de ses contemporains : "science du droit positiviste". »[38]

La préoccupation principale de Garofalo dans cet ouvrage n'est pas l'étude des causes de la criminalité, mais bien celle d'énoncer les principes d'un nouveau droit tenant compte de ces causes[39].

---

[36] Cf. Magnan Valentin, *Recherches sur les centres nerveux...*, op. cit., 1893, p. IV.

[37] Cf. Renneville Marc, « L'anthropologie criminelle en France », in *Revue criminologie*, 1994, vol. 27, n° 2, pp. 185-210.

[38] Cf. Garofalo R., *La criminologie*, Alcan (éd.), Paris, 1885.

[39] Cf. Renneville Marc, « L'anthropologie criminelle en France », in *Revue criminologie*, 1994, vol. 27, n° 2, pp. 185-210.

« L'abandon du terme d'anthropologie criminelle au profit de celui de criminologie s'est fait peu à peu au début du XXe siècle, en parallèle avec le déclin de l'école lyonnaise et de l'école italienne. Cet abandon a été probablement amorcé en France avec des scientifiques qui ont refusé d'aborder l'étude de la criminalité dans une perspective pathologique. Il est probable aussi que ce terme s'est confondu peu à peu avec la théorie de Lombroso et qu'il est tombé en désuétude pour s'en démarquer, tandis que celui de "criminologie" semblait consacrer les avancées du discours savant des sciences humaines dans l'évolution du droit pénal. Ce sont ces avancées justement qui ont été consacrées par la circulaire Chaumié du 12 décembre 1905, en reconnaissant une gradation de la responsabilité de l'inculpé en fonction de ses éventuelles anomalies "mentales", "psychiques" ou "physique". »[40] (…)
« Grâce à l'application des statistiques naissantes aux phénomènes sociaux, la criminalité est devenue un fait qui n'est plus seulement réel, mais lisible. À cette visibilité statistique s'ajouta aussi une visibilité physique, car avec la prison pour peine, l'enfermement des criminels a permis de constituer une population stable et facilement accessible. (…) La multiplication des lieux d'enfermement s'est prêtée sans conteste à l'étude de toutes les caractéristiques physiques, morales et pathologiques des détenus. »[41] (…)
« Une stratégie de distinction s'est ainsi mise en place pour expliquer les inégalités et interpréter les conflits sociaux par des éléments se référant à la « nature » des individus. C'est celle-ci qui caractérise vraisemblablement l'épistémologie du regard médical. C'est elle qui permet d'expliquer les actes des individus normaux par de bonnes justifications, réservant les causes malignes souvent placées hors de la conscience de

---

40 Cf. Renneville Marc, « L'anthropologie criminelle en France », in *Revue criminologie*, 1994, vol. 27, n° 2, pp. 185-210.
41 Cf. Renneville Marc, « L'anthropologie criminelle en France », in *Revue criminologie*, 1994, vol. 27, n° 2, pp. 185-210.

l'individu aux cas de déviance. Criminels, fous, vagabonds, pervers sexuels et autres marginaux ont acquis le statut de figures de proue de classes sociales en dérive. (...) Ce nouveau regard a permis aussi d'expliquer les déviances dans leur globalité, indépendamment de leurs connotations culturelles, économiques ou sociales. Ce regard médical ne se contente pas d'expliquer, mais il propose des solutions, et la préoccupation de combattre le crime est au cœur de la réflexion des spécialistes en criminologie. »[42]

D'après Renneville (1994), le but de l'anthropologie criminelle était effectivement d'éliminer la criminalité en mettant en œuvre une double politique de prévention et de traitement des individus déjà atteints. *« La part du regard médical dans la constitution d'une discipline criminologique autonome a été d'introduire la démarche expérimentale dans l'étude de la criminalité et du criminel, de mettre en place les premières typologies de criminels, de faire progresser les techniques de dépistage des infracteurs, de défendre des jugements individualisés et des traitements appropriés à chaque individu et, enfin, de proposer une approche pluridisciplinaire et une explication multifactorielle de la criminalité. »*[43] (...)

« Au-delà de l'anthropologie criminelle, le regard médical sur le crime est toujours vivant. Les médias accordent toujours à ces théories successives une large publicité, car les tenants de cette approche y associent bien souvent des possibilités de traitement définitif (...). Ce qui perdure au-delà des études sur les crimes et délits effectuées par les anthropologues du XIXe *siècle, c'est une grille d'interprétation qui*

[42] Cf. Renneville Marc, « L'anthropologie criminelle en France », in *Revue criminologie*, 1994, vol. 27, n° 2, pp. 185-210.

[43] Cf. Renneville Marc, « L'anthropologie criminelle en France », in *Revue criminologie*, 1994, vol. 27, n° 2, pp. 185-210.

s'attache à décrypter les stigmates du crime dans l'individu criminel. »[44]

[44] Cf. Renneville Marc, « L'anthropologie criminelle en France », in *Revue criminologie*, 1994, vol. 27, n° 2, pp. 185-210.

Naissance de la police scientifique en France

« À la période médiévale, la justice attend que le bon droit lui soit manifesté par la divine Providence. C'est le temps des ordalies et du duel judiciaire. »[45] *« Dans la France du Moyen-âge, à l'éclatement du pouvoir exécutif entre féodaux correspond un éclatement du pouvoir judiciaire. Chaque comte, duc ou évêque a les pleins pouvoirs sur ses terres et la poursuite des crimes, et des délits est alors considérée comme un travail de maintien de l'ordre comme les autres, ne nécessitant pas un corps spécifique. »*[46] Ainsi, lorsqu'une affaire criminelle arrive devant les tribunaux, ceux-ci privilégient quasi exclusivement l'aveu qui est recherché avec des tortures préalables[47]. *« C'est sous Louis XIV seulement, en 1667 plus précisément, qu'un édit royal crée un corps de police indépendant, séparant enfin l'institution judiciaire et l'administration policière. Il sera placé sous les ordres de La Reynie qui mènera d'ailleurs l'une des premières "enquêtes" de notre histoire nationale, au cœur de la haute société de l'époque : l'affaire des "empoisonneuses" de Versailles. La Police sera très vite un vecteur de rationalisation des enquêtes face aux relents de surnaturel encore très présents à cette période. Mais si la naissance d'une "police scientifique" peut être fixée à l'année 1786, avec l'affaire Richardson, en Écosse, où un criminel fut confondu grâce au moulage des empreintes de ses pas, les*

---

[45] Épreuves du feu, de l'eau…

[46] Cf. Tribondeau Nathanaël, « Petite histoire de la police scientifique », in *http://www.salondupolar.com*, 2005, pp. 1-8.

[47] Voir le procès inquisitorial des Templiers en 1307, ordonné par le roi Philippe le Bel (Cf. Bordonove Georges, *La tragédie des Templiers*, Pygmalion/Gérard Watelet (éd.), Paris, 1993).

choses sont bien loin de progresser aussi vite en France qu'au Royaume-Uni »[48] (...)

« Ainsi, la police repose pour beaucoup sur l'action d'indicateurs. En 1789, la maréchaussée ne comprend que 4 100 hommes pour une population de 25 millions d'habitants. Ces forces de l'ordre portent plus leur effort sur les crimes contre l'État, encore plus s'ils présentent une connotation religieuse. »[49]

D'après Tribondeau (2005), cette situation perdure sous la Révolution, l'Empire et la Restauration avec Fouché qui s'intéresse plus au fichage de la population qu'aux enquêtes criminelles. Sous Charles X, le budget pour la police criminelle est supprimé au profit de la police politique[50].

À la fin du XVIIIe siècle, Tribondeau (2005) affirme que c'est à autrui qu'il est demandé ce que l'inculpé ne peut plus dire. Pendant près de cent ans, la preuve par le témoignage règne en maîtresse absolue. Au XIXe siècle, les psychologues et les magistrats entament un procès du témoignage. *« Un témoignage, c'est un fait vu à travers un tempérament. »* Les mêmes imaginent d'interroger les choses, dont *« l'insensibilité garantit la vertu. »* La preuve indiciale vient de voir le jour[51].

« Conjointement à ceci, la police éprouve les plus grandes difficultés à identifier les récidivistes. Après l'abolition de la marque au fer rouge par la loi du 31 août 1832, des moyens de substitution sont employés par l'administration pour remédier à cette lacune. Ainsi, François Vidocq, ancien bagnard devenu

---

[48] Cf. Tribondeau Nathanaël, « Petite histoire de la police scientifique », in *http://www.salondupolar.com*, 2005, pp. 1-8.

[49] Cf. Tribondeau Nathanaël, « Petite histoire de la police scientifique », in *http://www.salondupolar.com*, 2005, pp. 1-8.

[50] Cf. Tribondeau Nathanaël, « Petite histoire de la police scientifique », in *http://www.salondupolar.com*, 2005, pp. 1-8.

[51] Cf. Tribondeau Nathanaël, « Petite histoire de la police scientifique », in *http://www.salondupolar.com*, 2005, pp. 1-8.

chef de la Sûreté en 1811, propose le recrutement d'inspecteurs physionomistes qui sont payés cinq francs à chaque identification d'un repris de justice. En 1819, Huvet, employé de la pénitentiaire, réalise une « galerie de portraits de perturbateurs de la société » à l'aide d'un physionotrace, appareil reproduisant l'ombre portée du profil des criminels arrêtés.
En 1840, la photographie utilisée à des fins policières complète efficacement ce procédé. »[52]
C'est sous la IIIe République que la répression du crime devient priorité dans une société politiquement stable. *« Comment serait-il seulement envisageable qu'une police judiciaire moderne se prive des découvertes en biologie, chimie ou médecine qui se sont multipliées durant le "Siècle des Lumières" ? Au début du siècle, un médecin, Mathieu-Joseph Orfila (1787-1835) écrit le premier traité de toxicologie, suivi en 1836 par James Marsch qui met au point le premier appareil de dépistage de l'arsenic dans les tissus humains. Le français Bergeret est le premier à réussir en 1856 à dater la mort d'un individu par l'analyse du stade d'avancement des larves qui s'y installent (future entomologie judiciaire). Ces avancées techniques et scientifiques qui ont touché tous les domaines n'ont pas épargné la police française qui a eu, elle aussi, ses inventeurs et savants. En 1871 sont créés le laboratoire municipal de chimie, puis en 1881, le laboratoire central de la Préfecture de Police de Paris, alors que le professeur Paul Brouardel, entomologiste lui aussi, inaugure dans le même temps la première salle d'autopsie de Paris*[53]*. »*

---

[52] Cf. Mazévet Michel, Stagnara Denise & Fischer Louis-Paul, « Le Dr Edmond Locard (1877-1966), le Sherlock Holmes lyonnais », in *Revue d'Histoire des Sciences médicales*, Juillet-Août-Septembre 2007, tome XLI, n° 3, pp. 269-278.
[53] Cf. Tribondeau Nathanaël, « Petite histoire de la police scientifique », in *http://www.salondupolar.com*, 2005, pp. 1-8.

« En 1879, Alphonse Bertillon (1853-1914), commis aux écritures à la Préfecture de police de Paris, envisage quant à lui, la création d'un "signalement anthropométrique". »[54] Bertillon propose en effet d'inclure un « portrait parlé » des individus incluant une description minutieuse de tous les détails de la tête[55].

Il découvre qu'en prenant onze[56] mensurations sur n'importe quel individu, il n'y a qu'une seule chance sur deux cent quatre-vingt-six millions pour que soient retrouvées les mêmes chez une autre personne. Ce système a été utilisé en France jusqu'en 1970. Un matériel spécialisé est dès lors utilisé dans tous les établissements pénitentiaires : table, tabouret, toise, compas de proportion, tablette et encreur pour prise d'empreintes digitales[57].

« Ce système est expérimenté en 1882 où il devient chef du service photographique de la Préfecture de Police de Paris et mis en place dans l'ensemble des prisons françaises en 1885. En 1888, il étoffe sa technique par la "photographie anthropométrique". »[58] (…)

« Grâce aux succès dans l'identification des récidivistes, il place la France au premier rang de la police scientifique internationale. (...) En 1896, Bertillon introduit la dactyloscopie dans son système. »[59] Cette science consiste en l'étude des empreintes digitales. C'est l'Anglais William J. Herschel qui l'a inventée en 1880.

---

[54] Cf. Mazévet Michel, *Edmond Locard, le Sherlock Holmes français*, Des Traboules (éd.), Brignais, 2006, pp. 74-119.

[55] Cf. fr.wikipedia.org, *Alphonse Bertillon*, 2008, pp. 1-3.
Couleur des yeux, des cheveux et de la peau. Description détaillée des marques indélébiles (cicatrices, tatouages…).

[56] Certains auteurs disent quatorze.

[57] Cf. fr.wikipedia.org, *Alphonse Bertillon*, 2008, pp. 1-3.

[58] Cf. Mazévet Michel, *Edmond Locard,…*, op. cit., 2006, pp. 74-119.

[59] Cf. Mazévet Michel, *Edmond Locard,…*, op. cit., 2006, pp. 74-119.

Survient l'incendie du Bazar de la Charité en 1897 qui fait 124 morts. C'est l'avènement de l'identification par les dents.

Le 16 octobre 1902, 107 rue du Faubourg Saint-Honoré à Paris, est découvert, dans l'appartement d'un dentiste, le corps de son domestique assassiné. Le vol semble à l'origine du meurtre. De nombreuses empreintes papillaires sur la vitrine d'un médaillier fracturé attirent l'attention des enquêteurs[60]. Alphonse Bertillon, alors chef du service de l'identité de la police judiciaire parisienne, identifie un criminel grâce à ses empreintes digitales. Le malfaiteur Henri Léon Scheffer est alors démasqué. Ce dernier finira ses jours au bagne. C'est une première mondiale[61].
En 1903, Bertillon introduit une nouvelle méthode pour relever les empreintes digitales sur une surface lisse. Cette année-là, un institut de criminologie et un service de dactyloscopie sont ouverts.

En 1903, Bertillon est nommé expert en graphologie lors du procès du capitaine Dreyfus. Obnubilé par la perspective de faire condamner celui qu'il considère être un traître à son pays, il commet une lourde erreur dans l'analyse de l'écriture de l'accusé et d'un bordereau qui aurait été écrit par ce dernier[62]. Il est auteur de cinq livres publiés de 1883 à 1909 et de nombreux articles, le dernier étant publié en 1913.

En 1907 paraît le *bulletin hebdomadaire de police criminelle* où sont recensés tous les signalements des personnes recherchées.

---

[60] Cf. Berlière Jean-Marc, « L'affaire Scheffer, une victoire de la science contre le crime ? (octobre 1902) », in *www.criminocorpus.cnrs.fr*, 2007, pp. 1-7.
[61] Cf. Mazévet Michel, *Edmond Locard,...*, op. cit., 2006, pp. 74-119.
[62] Cf. fr.wikipedia.org, *Alphonse Bertillon*, 2008, pp. 1-3.

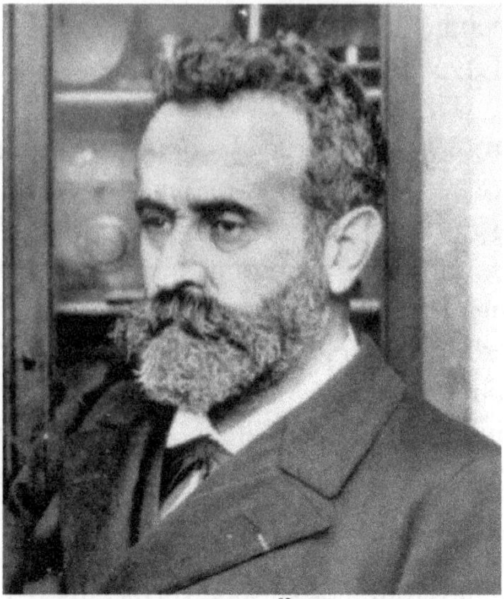

Alphonse Bertillon[63] (1853-1914).

En 1910, Edmond Locard inaugure, à Lyon, un laboratoire de police technique et scientifique. *« En 1927 s'ouvre un laboratoire identique à Marseille. En 1932, c'est au tour de Lille. Puis, en 1938, Toulouse.*
En 1943, la France de Vichy instaure un service de police technique qui a pour objectif de surveiller la population et le territoire.
Dans les années 50, le commissaire Chabot met au point le portrait-robot. Le policier René Canonge invente quant à lui, un système de fiches à entrées multiples qui porte aujourd'hui encore son nom. En 1968, à Paris, se fait la première automatisation des fiches à empreintes digitales par le corrélateur optique. Sous Mitterrand, Pierre Joxe, alors ministre, réorganise la police scientifique suite à un rapport alarmant qui lui est remis en 1985. En 1987, un décret promulgue le FAED, le fichier automatisé des empreintes

[63] Cf. Préfecture de la Police, Service des Archives, Paris, 2008, © Préfecture de Police.

digitales[64]*. En 1995, une police technique de proximité est organisée pour offrir le plus vite possible une première analyse des données via un réseau départemental. En 2000 est créé le FNAEG, le fichier national automatisé des empreintes génétiques. »* [65]

---

[64] Cf. Riaud Xavier, *Quand la dent mène l'enquête...*, L'Harmattan (éd.), Collection Médecine à travers les siècles, Paris, 2008.
[65] Cf. Tribondeau Nathanaël, « Petite histoire de la police scientifique », in *http://www.salondupolar.com*, 2005, pp. 1-8.

Des balbutiements…

Le premier acte d'odontologie médico-légale en France

En 981, Hugues Capet (v. 940-996), alors duc des Francs de 960 à 987, se rend à Rome pour y rencontrer l'empereur de Germanie, Otton II (955-983), afin de négocier une alliance. Informé, le roi des Francs, Lothaire (941-986), considère la conduite de Capet comme un crime de haute trahison et décide de le faire intercepter sur le chemin du retour. De son côté, la reine de France Emma (v. 948-988) écrit à sa mère, l'impératrice Adélaïde (931-999), mère d'Otton II, pour lui démontrer la duplicité du duc Hugues et lui demander de le retenir prisonnier en Italie. Dans sa lettre, la reine a effectué une description complète d'Hugues Capet. Elle y détaille très précisément ses yeux, ses lèvres, ses dents, son nez et jusqu'au son de sa voix[66]. Alerté à temps, c'est en palefrenier qu'Hugues Capet revient à Paris sans encombre[67].

John Talbot (1384 (?) -1453)

Célèbre capitaine d'Henri VI (1421-1471) d'Angleterre, Talbot est tué lors de la bataille de Castillon, près de Bordeaux, par les soldats d'une armée française. Son corps est retrouvé par ses adversaires le lendemain. Il est tellement mutilé qu'il est très difficile de le reconnaître. Aussi, les Français décident d'amener le héraut du soldat mort devant eux, capturé auparavant. Pas plus que les autres, il ne parvient à identifier son maître. Pourtant, il s'agenouille et *« quand il a mis un des*

---

[66] Cf. Bordonove Georges, *Hugues Capet*, Pygmalion (éd.), Paris, 1986.
[67] Cf. Gobry Ivan, *Lothaire*, Pygmalion (éd.), Paris, 2008.

doigts de sa main droite dans la bouche du cadavre, pour essayer de percevoir l'absence d'une molaire du côté gauche qu'il savait être absente, il a fini par trouver ce qu'il cherchait et s'est exclamé : "Maître, c'est vous !"... Avec cet aveu, le débat sur l'identité du mort a pris fin. »[68]

Charles le Téméraire (1433-1477)

Duc de Bourgogne en 1467, adversaire de Louis XI, c'est devant Nancy que Charles trouve la mort le 5 janvier 1477. Son corps n'est retrouvé que trois jours après au bord d'un étang dit de Saint-Jean. Il est nu et à demi dévoré par les loups. Le Bourguignon était accompagné à la bataille par un page italien prénommé Baptiste qui est interrogé moins d'une semaine après. Jean de Troyes raconte : *« ...Et en cet endroit où le lundi suivant de la bataille, ce page affirme sans détour que le Duc de Bourgogne est mort et complètement nu, avec autour de lui quarante hommes nus également, parfaitement étendus au sol. Et ce Duc présente une entaille faite par une hallebarde, de l'oreille jusqu'aux dents, deux blessures de lance dans les cuisses et une troisième dans le bas de la jambe. Six éléments permettent de reconnaître avec force évidence le Duc de Bourgogne. La première, et la plus importante, vient des dents du haut qu'il avait perdu lors d'une chute... »*[69]

Joseph Warren (1741-1775)

C'est un éminent chirurgien et un leader indépendantiste à Boston. Il devient major général le 14 juin 1775. Il se porte

---

[68] Cf. D'Escouchy Mathieu, *Chronique (1444-1467)*, Du Fresne de Beaucourt (éd.), Paris (Soc. Hist. France), 1863-1864, vol. 2.
[69] Cf. De Troyes Jean, *Histoire de Loys XI, roi de France, et des choses mémorables advenues de son regne, depuis l'an 1460 iusques à 1481.* Avtrement Dicte la Chronique Scandalevse. Escrite par vn Greffier de l'Hotel de ville de Paris. Imprimée sur le vray Original, M.DC.XX.

volontaire à Bunker Hill et combat le 17 juin 1775 contre les forces de Sa Majesté. Warren est un des derniers à se retirer de Breed's Hill. Il est tué d'une balle dans la tête. Les Anglais, ne l'ayant pas reconnu, l'enterrent dans une fosse commune avec quatre ou cinq autres cadavres[70]. Des proches décident de localiser sa tombe et de lui donner une sépulture plus appropriée. Les recherches n'aboutissent que dix mois après. Les corps sont exhumés en avril 1776. Paul Revere, son dentiste, est appelé pour identifier le cadavre nu et en décomposition du général. Jusque-là, toutes les questions étaient permises et Revere y apporte une réponse claire, et définitive[71]. Il s'agit bien de Joseph Warren. En effet, le dentiste a reconnu une prothèse dentaire sculptée dans l'ivoire et fixée avec un fil en argent qu'il lui a posée peu avant Lexington (avril 1775). Elle remplace une ou deux dents du haut, dont une canine, semble-t-il. À l'époque, une prothèse dentaire est un produit de luxe. Il est ainsi d'autant plus aisé pour Paul Revere de reconnaître son travail et son patient.

---

[70] Cf. Forbes Esther, *Paul Revere, the world he lived in*, Houghton Mifflin Company, Boston, 1942.

[71] Cf. Riaud Xavier, *Les dentistes détectives de l'Histoire*, L'Harmattan (éd.), Collection Médecine à travers les siècles, Paris, 2007.

L'incendie du Bazar de la Charité (1897)

Sophie-Charlotte Auguste, duchesse en Bavière et duchesse d'Alençon, est une sœur de l'impératrice Élisabeth d'Autriche, la célèbre Sissi[72]. Issue de la maison de Wittelsbach, elle est le septième enfant et la dernière fille du duc Maximilien en Bavière et de la duchesse Ludovica.

Le 22 janvier 1867, ses fiançailles officielles avec le roi Louis II de Bavière, l'un de ses cousins, sont proclamées. Mais, après avoir repoussé plusieurs fois la date du mariage, le jeune monarque finit par annuler la cérémonie et rompre les fiançailles.
Le 28 septembre 1868, Sophie-Charlotte épouse à Possenhofen, le duc Ferdinand d'Alençon, un prince de la maison d'Orléans et petit-fils de Louis-Philippe. Le couple a deux enfants : Louise et Emmanuel.

Sa grande beauté est comparable à celle de sa sœur aînée, Élisabeth, en raison de leur ressemblance. Elle meurt brûlée vive dans l'incendie du Bazar de la Charité à Paris, le 4 mai 1897.
4 mai 1897 : L'incendie du Bazar de la Charité[73]. Une date marquante pour l'odontologie médico-légale. À vrai dire, sa naissance en France tout bonnement.
Le *Bazar* est organisé conjointement par un certain nombre de sociétés caritatives, ces dernières composées par d'éminents membres de l'Église, de la noblesse et des familles dirigeantes de France. La duchesse est une personne impliquée dans

---

[72] Cf. http://fr.wikipedia.org, *Sophie-Charlotte de Bavière*, pp. 1-2.
[73] Cf. Georget Charles, Fronty Pierre & Sapanet Michel, « L'identification comparative », in *Les cahiers d'Odontologie médico-légale*, Atlantique (éd.), Poitiers, 2001, pp. 9-20.

l'organisation du *Bazar* et est la première responsable de l'association humanitaire, *Noviciat Dominicaine*. Son étalage est situé tout de suite sur la droite à l'entrée A, au stand n°4. Sophie-Charlotte a alors 50 ans. Il semble qu'elle ait refusé de quitter les lieux avant que tout le monde ne soit parti. Elle est donc une des dernières personnes à gagner la sortie. Son corps devait être un des plus calcinés devant la porte dont le passage était obstrué.

1 600 personnes sont présentes. Une nouvelle attraction, le cinématographe, attire les curieux. Son bon fonctionnement exige l'emploi de produits inflammables. Suite à une mauvaise manipulation, les rideaux prennent feu. Le feu se propage très vite. Les services médicaux et les pompiers sont aussitôt alertés. Il est 16 h 39 lorsqu'ils arrivent sur les lieux. À 17 h 30, l'incendie est circonscrit et le brasier est éteint. 124 personnes sont carbonisées. Les pompiers ramassent les corps et les objets sans discernement et sans organisation. Le lendemain matin, les portes de la salle Saint-Jean, située près du palais de l'industrie, s'ouvrent. Les proches des victimes tentent de reconnaître les leurs. Vers midi, il ne reste qu'une trentaine de corps inconnus. Le consul du Paraguay a alors l'idée de faire appeler les dentistes des victimes. Les praticiens en question sont en possession de schémas exacts de la bouche de leurs clients respectifs. Munis de ces documents, ils sont certains de reconnaître d'une façon indiscutable, la victime à laquelle ils ont donné des soins.

Le Dr Isaac Davenport arrive avec la fiche de sa patiente illustre qui rend compte de ses 17 visites à son cabinet[74].

« J'ai pour habitude de noter dans une fiche, pour chaque patient, au moment de la première consultation, les particularités les plus importantes de la bouche et des organes dentaires. Je prends note spécialement de la perte ou de

---

[74] Cf. Georget Charles, Fronty Pierre & Sapanet Michel, *Les cahiers d'Odontologie...*, op. cit., 2001, pp. 17, 18.

l'absence des dents et du changement de position des dents affectées par lesdites pertes. La présence des racines, des abcès, des dents mortes, lorsque la reconnaissance en est faite, est aussi notée de même que celle des couronnes, ponts et plaques. Chaque cavité atteinte est indiquée au crayon et à l'encre. La forme de chaque obturation est marquée d'un numéro lequel envoie à un mémoire complet enregistré au dos de ladite fiche. De même que les matières employées, la méthode de traitement, tout est copié dans un registre comme un souvenir permanent et je conserve la fiche originelle.

Dans le cas de la duchesse, j'avais rempli deux fiches sur l'état des dents et des opérations pratiquées en 17 consultations, ce qui comprenait une période de plus de deux ans, les dernières opérations ayant été faites le 15 décembre 1896, moins de six mois avant l'accident. Ce fut avec ces notes que j'accompagnais le baron Lambert au palais de l'industrie et ce fut avec elles que je fus à même de prouver la non-identification d'un corps que l'on croyait être la duchesse...

Le premier corps examiné fut rejeté sur l'existence de certaines dents qui chez la duchesse, étaient absentes. D'un autre côté, je reconnus que certaines dents, perdues depuis longtemps dans la bouche du premier cadavre, existaient comme j'en avais connaissance, dans la bouche de la duchesse, et par-dessus tout cela, il n'y avait rien dans cette bouche qui correspondait au mémoire des opérations faites par moi. Mon procès-verbal fut alors rédigé, dans lequel je décrivis l'état des dents de la duchesse, je notai les points principaux de différences existant entre ses dents et celles du cadavre soumis à l'examen.

Le baron Tristan-Lambert me pria alors de vouloir bien jeter un regard parmi les corps, ce que je fis, accompagné par M. le commissaire de police, M. Pelardy. Après avoir examiné trente ou quarante bouches, j'en trouvai une (presque la dernière) dans laquelle je reconnus, même avec une bien mauvaise lumière, mon propre travail. Ce corps se trouvait carbonisé et toute reconnaissance ordinaire impossible ; cependant, la tête et le tronc étaient intacts, quoique les jambes et le bras droit aient disparu. À ma requête, le corps fut porté à la lumière du jour, et assisté par M. le Dr Vibert (médecin légiste), je pus vérifier dans toutes ses particularités tous les détails de ma fiche. Mon procès-verbal fut encore enregistré, dans lequel je répétai ma première description des dents de la duchesse. Je signalai la correspondance exacte de mes mémoires avec les conditions rencontrées dans la bouche du dernier corps examiné. »

Le travail du Dr Davenport est avalisé par la justice[75]. C'est une première en France. Plusieurs dentistes participent également aux identifications : le Dr Charles Godon, le Dr Isaac Davenport, le Pr Ducourneau, enseignant à l'École Odontotechnique de Paris[76], M. Brault et M. Burt.

Ducourneau identifie aussi le corps d'une de ses patientes, âgée de 23 ans. Elle venait à son cabinet une fois par an pour faire un contrôle. Il lui avait extrait une dent et avait réalisé ses obturations[77].

M. Brault, dentiste de la comtesse de Villeneuve, est mandaté par son mari pour identifier le corps calciné de sa femme. Il arrive avec les moules en plâtre de sa patiente. Toutes ses dents sont présentes à l'exception de l'incisive latérale et de la canine gauche. M. Brault a posé une petite prothèse en or de deux dents en remplacement. À l'examen des corps, l'un d'entre eux est reconnu. La petite prothèse est toujours en place, mais ses dents ont pris une coloration bleutée. M. Brault prête serment devant les magistrats qu'il s'agit bien du corps de la comtesse.

---

[75] Cf. Georget Charles, Fronty Pierre & Sapanet Michel, *Les cahiers d'Odontologie...*, op. cit., 2001, pp. 17, 18.

[76] Cf. Riaud Xavier, *Les dentistes détectives de l'Histoire*, L'Harmattan (éd.), Collection Médecine à travers les siècles, Paris, 2007.

[77] Cf. Locard Edmond, *Traité de criminalistique*, Desvigne (éd.), Lyon, Vol. 2, 1932, pp. 580-593.

M. Burt connaît le même succès avec une de ses patientes. *« Les soins donnés par moi à Mme X..., quelques jours auparavant, me mettaient en possession de moyens techniques pour cette identification. En effet, j'avais pratiqué une obturation au ciment dans la deuxième petite molaire supérieure gauche. Sur la première petite molaire supérieure du même côté, dont la couronne avait disparu, j'avais fait un pansement dans le but de poser plus tard une dent à pivot. Enfin, j'avais obturé à la gutta-percha deux caries siégeant sur la canine supérieure gauche et l'incisive latérale du même côté et intéressant les points de contact de ces deux dents. Tout d'abord, je trouvai en effet ces deux caries dont la gutta-percha avait disparu par l'action du feu, mais l'examen des molaires me causa plus de difficultés, car les joues calcinées par les flammes étaient dures comme du cuir. Je pus toutefois, mais non sans effort, réussir à écarter la joue et je trouvai la deuxième petite molaire supérieure gauche que j'avais obturée, puis les racines de la première petite molaire avec un reste de couronne, dont je me rappelais exactement la forme. Durant cet examen, je fus frappé du contraste qu'offrait la bouche avec le reste du corps. Tandis que les téguments s'étaient pour ainsi dire racornis sous l'action du feu, les gencives étaient restées roses et presque normales ; la langue même était intacte.*
Je pus donc, en toute certitude, affirmer aux magistrats et à la malheureuse famille qui m'entourait avec anxiété que nous étions bien en présence du cadavre de Mme X... »[78]

[78] Cf. Locard Edmond, *Traité de criminalistique*, Desvigne (éd.), Lyon, Vol. 2, 1932, pp. 580-593.

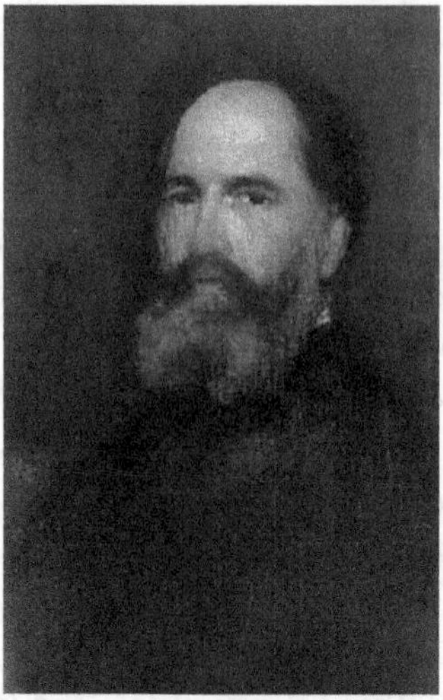

Dr Isaac Burnet Davenport (1854-1922)[79].

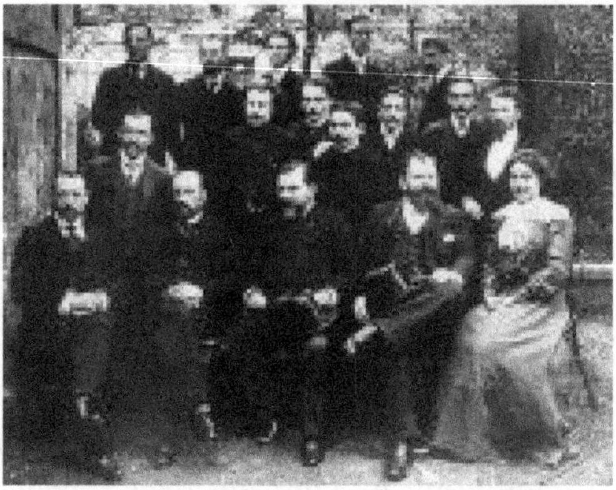

Pr Ducourneau (premier rang au centre).
Photographie du corps enseignant de l'École Odontotechnique de Paris (sans date)[80].

[79] Cf. James Abbott McNeill Whistler, *Dr. Isaac Burnet Davenport (1854-1922)*, 1895-1902/3, oil on canvas, 50.8 × 31.4 cm. Hood Museum of Art, Dartmouth College: Gift of Mr. and Mrs. Adolph Weil Jr., Class of 1935; P.986.86.

[80] Cf. Groupement odontotechnique, *L'École Odontotechnique de Paris - Historique et évolution - Cinquantenaire de la Fondation de l'École (1883-1933)*, Paris, 1933.

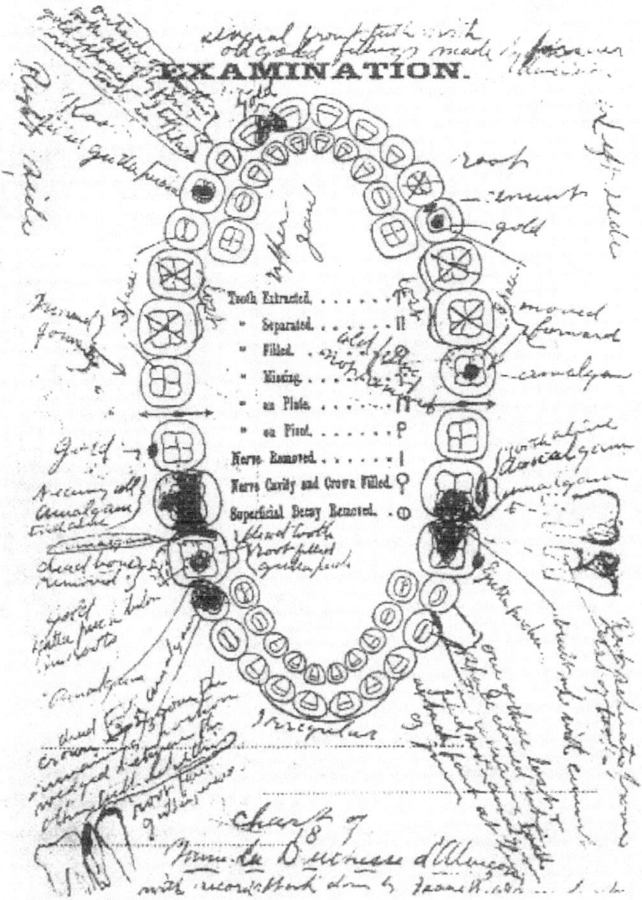

L'odontogramme de la Duchesse d'Alençon
par le Docteur Davenport[81].

[81] Cf. Georget Charles, Fronty Pierre & Sapanet Michel, *Les cahiers d'Odontologie...*, op. cit., 2001, p. 17.
Un odontogramme est un schéma dentaire où apparaissent tous les soins et prothèses effectués chez la personne considérée, ainsi que des caries qui sont à traiter.

Dr Oscar Amoëdo y Valdes (1863-1945), père fondateur de l'odontologie médico-légale ?

Oscar Amoëdo y Valdes naît à Matanzas, village proche de La Havane à Cuba, le 10 novembre 1863. Dès l'adolescence, il s'initie à la pratique dentaire dans le cabinet de Ricardo Gordon, chirurgien-dentiste local[82]. D'après Georget & Labyt (2005), ce dernier aurait poussé le jeune homme à poursuivre sa formation à l'Académie centrale des dentistes du Docteur Florencio Cancio Zamora à La Havane[83]. Il en sort diplômé avec la plus haute mention. L'étudiant sollicite le recteur de l'Université de la capitale cubaine en octobre 1884 afin de passer le diplôme de chirurgien-dentiste qu'il obtient à 21 ans. Curieux de tout, comme le soulignent Georget & Labyt (2005), Oscar décide d'intégrer le New York Dental College aux États-Unis d'où il sort diplômé en 1888. Il retourne à Cuba et exerce en cabinet libéral jusqu'en 1889 et l'annonce du premier congrès dentaire de Paris. À la suite de ce colloque où il est ovationné, il s'installe à Paris et s'inscrit à la Faculté de médecine.

En 1897, il est appelé pour identifier à partir des dents un corps supposé être celui de Louis XVII. Après examen, il conclut sans nul doute possible qu'il ne s'agit pas du défunt fils du roi décapité.

Suite à l'incendie du Bazar de la Charité, véritable catastrophe datée du 4 mai 1897 qui voit la mort de la sœur de l'impératrice Élisabeth d'Autriche, la duchesse d'Alençon, des dentistes sont appelés pour identifier les corps de leurs patients

---

[82] Cf. Riaud Xavier, *Les dentistes, détectives…*, op. cit., 2007, pp. 55-58 ; 106-107.

[83] Cf. Georget Charles & Labyt-Leroy Anne-Sophie, « Le Docteur Oscar Amoëdo y Valdes (1863-1945), un praticien éclectique », in *Actes de la SFHAD*, http://www.bium.univ-paris5.fr, 2005, pp. 1-5.

par les dents. À la fin, cinq cadavres ne sont pas reconnus[84]. Comme le rappellent Georget & Labyt (2005), le travail de ces praticiens est relaté par le Dr Oscar Amoëdo y Valdes au 12e congrès international de Moscou dans une présentation intitulée *« La mission des dentistes dans l'identification des cadavres de la catastrophe du Bazar de la Charité »*[85].
Le 7 juillet 1898, à 35 ans, Oscar soutient sa thèse de médecine intitulée *L'art dentaire en médecine légale* et obtient le titre de docteur en médecine. Le Professeur Brouardel, président du jury de thèse, dit alors du travail du candidat : *« Ce n'est pas une thèse, mais un traité d'odontologie. Il a comblé de grandes lacunes qui existaient quant à l'identification médico-légale. »*
Georget & Labyt (2005) rapportent que les expériences de ses confrères sur le terrain et son propre savoir lui permettent de soutenir sa thèse avec succès. Ce travail de 608 pages est publié aux Editions Masson & Cie. Ce livre est reconnu par l'ensemble de la profession dentaire comme la référence en la matière. L'identification dentaire, inexistante jusqu'alors, est née. Dans ce manuscrit, un grand nombre de pages est consacré aux techniques d'identification, aux morsures, à l'usure des dents et aux dents après la mort. Pour le compléter, l'auteur commente la jurisprudence dentaire. 52 observations consacrées à l'identification concluent cette étude. Amoëdo y Valdes (1898) conclut son travail ainsi : *« Le rôle du dentiste expert, pour l'établissement d'une identité, ne peut plus être mis en doute à l'heure actuelle. Les observations que nous apportons forment un faisceau de preuves bien suffisant. Tantôt, c'est une anomalie particulière et connue du dentiste qui servira de base à ses conclusions ; tantôt, c'est une opération restauratrice qui remplira le même but. Mais, on*

---

[84] La célèbre Sissi.

[85] Cf. Georget Charles & Labyt-Leroy Anne-Sophie, « Le Docteur Oscar Amoëdo y Valdes (1863-1945), un praticien éclectique », in *Actes de la SFHAD*, 2005, pp. 1-5.

verra aussi, par ces observations, que si souvent les dentistes ont été requis par la justice, bien souvent aussi on a tout à fait négligé de les appeler. (...) Son importance (l'expert dentiste) ne saurait être mise en doute et nous pensons qu'à l'avenir, ce n'est plus par hasard que les dentistes seront appelés dans les cas difficiles, mais qu'on y pensera dès le début et qu'on évitera ainsi de douloureuses surprises. »[86]

Le 4 août 1899, il présente avec force conviction devant la Société dentaire américaine d'Europe, une communication fondamentale et cruciale avec pour thème *« L'identification des cadavres par le dentiste expert ».*

À côté de ses études, il enseigne à l'École odontotechnique de Paris. Il est successivement nommé moniteur, professeur suppléant, et enfin, professeur titulaire. Il y enseigne bénévolement pendant 15 ans.

Pour vivre, Amoëdo installe son propre cabinet dentaire. Bien que le démarrage soit timide, il peut très vite déménager et emménager au 15, avenue de l'Opéra qu'il ne quittera plus[87].

Georget (2004) précise qu'il a rédigé plus de 120 articles aussi divers que variés sur tous les aspects techniques de la dentisterie. Membre de 14 sociétés savantes médicales, il participe à 57 congrès professionnels[88].

Le 24 juillet 1900, alors qu'il subit la vindicte confraternelle et sa jalousie, Georget & Labyt (2005) rapportent que le ministre de l'Instruction publique aurait signé un décret à la demande de l'École dentaire de Paris, stipulant qu'Amoëdo pouvait continuer à exercer malgré son statut d'étranger.

---

[86] Cf. Amoëdo y Valdes Oscar, *L'art dentaire en médecine légale*, Masson (éd.), Paris, 1898.

[87] Cf. Georget Charles & Labyt-Leroy Anne-Sophie, « Le Docteur Oscar Amoëdo y Valdes (1863-1945), un praticien éclectique », in *Actes de la SFHAD*, 2005, pp. 1-5.

[88] Cf. Georget Charles, « Oscar Amoëdo (1863-1945) et l'Art dentaire en Médecine légale », in *Revue de droit médical et d'identification appliqués à l'Odontologie*, n° 1, septembre 2004.

Le 26 janvier 1902, il est élu académicien à l'unanimité.
De paris, le Cubain contribue à la révolution libératrice de son pays natal.
Sa plus grande fierté est d'avoir été nommé président de la Société odontologique de France. Son discours d'intronisation y exalte son amour de la profession dentaire[89].
Pendant la Première Guerre mondiale, il est l'un des premiers à s'engager dans la Croix-Rouge en qualité de médecin dentiste et se tiendra à la disposition des autorités où les besoins se font le plus sentir. Le 5 août 1914 est créé un Comité de secours aux blessés des maxillaires et de la face, comité de dentistes civils destiné à recueillir des fonds pour aménager des infrastructures de soins pour ces grands blessés. Oscar y adhère aussitôt. Figure reconnue de la profession, il apparaît d'ailleurs en tête de la liste en question[90]. Au cours de ce conflit, Georget & Labyt (2005) signalent qu'Amoëdo y Valdes obtient le grade de capitaine pour son dévouement. Il est fait chevalier de la Légion d'honneur et la médaille commémorative de la Grande Guerre lui est décernée[91].
Pendant la Seconde Guerre mondiale, il est fait prisonnier par les Allemands et est interné dans un camp.
Oscar Amoëdo y Valdes meurt à Toulouse, le 27 septembre 1945. Il a 82 ans.

Quelles ont été les conséquences des travaux d'Amoëdo y Valdes sur la dentisterie médico-légale tout au long du XXe siècle ? On assiste à un renforcement du rôle du dentiste expert

[89] Cf. Georget Charles & Labyt-Leroy Anne-Sophie, « Le Docteur Oscar Amoëdo y Valdes (1863-1945), un praticien éclectique », in *Actes de la SFHAD*, 2005, pp. 1-5.
[90] Cf. Riaud Xavier, *Première Guerre mondiale et stomatologie : des praticiens d'exception*, L'Harmattan (éd.), Collection Médecine à travers les siècles, Paris, 2008, pp. 37-38.
[91] Cf. Georget Charles & Labyt-Leroy Anne-Sophie, « Le Docteur Oscar Amoëdo y Valdes (1863-1945), un praticien éclectique », in *Actes de la SFHAD*, 2005, pp. 1-5.

qui est davantage consulté dans le cadre de procédures judiciaires, est perceptible tout au long du XXe siècle. Avant 1897, le dentiste n'est consulté qu'en tant que sapiteur. De 1897 à 1974, le chirurgien-dentiste participe à des expertises. Mais, la justice ne le sollicite pas obligatoirement. De 1974 à 1989, les odontologistes sont démarchés plus souvent, mais le stomatologue est requis davantage que le dentiste. De 1989 à nos jours, le chirurgien-dentiste intervient dans le cadre d'équipes pluridisciplinaires[92].

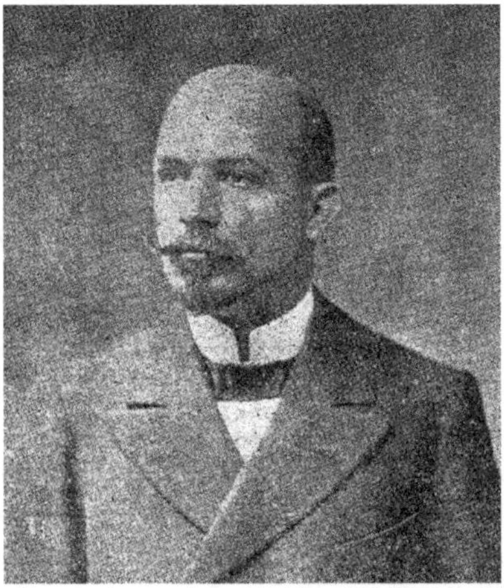

Dr Oscar Amoëdo y Valdes (1863-1945)[93].

[92] Cf. Collet, Georget & Peton, « Historique de l'Odontologie médico-légale au travers des catastrophes », in *Cours du D.U. d'Identification en Odontologie médico-légale*, U.F.R. Odontologie Nancy, année universitaire 2000-2001.

[93] Cf. Rodriguez Exposito César, « Dr Oscar Amoëdo y Valdes, una figura de la odontologia universal », in *Cuadernos de Historia de la Salud Publica*, La Habana, Cuba, 1969, © Cuadernos de Historia.

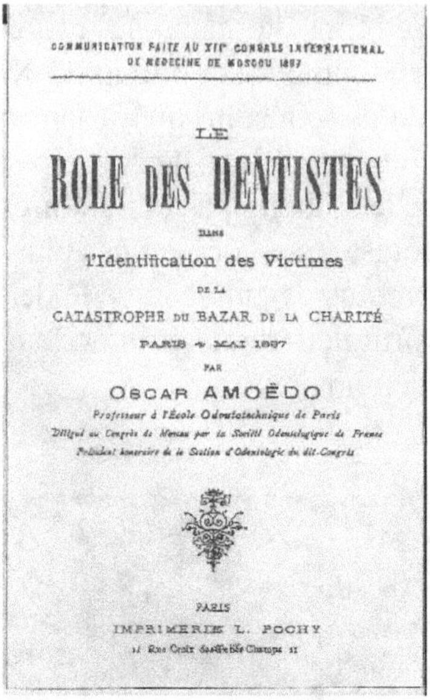

COMMUNICATION FAITE AU XIIe CONGRÈS INTERNATIONAL DE MÉDECINE DE MOSCOU 1897

LE

ROLE DES DENTISTES

DANS

l'Identification des Victimes

DE LA

CATASTROPHE DU BAZAR DE LA CHARITÉ

PARIS 4 MAI 1897

PAR

OSCAR AMOËDO

Professeur à l'École Odontotechnique de Paris

Délégué au Congrès de Moscou par la Société Odontologique de France

Président honoraire de la Section d'Odontologie du dit-Congrès

PARIS

IMPRIMERIE L. POCHY

11 Rue Croix des Petits Champs 11

Communication du Dr Oscar Amoëdo y Valdes en 1897, à Moscou[94].

---

[94] Cf. Georget Charles & Boutin Emile, *L'inattendue – Les grandes catastrophes*, Siloë (éd.), Nantes, 1996, p. 187.

Dr Charles Godon, un acteur expert, mais aussi un précurseur ?

Le 7 juin 1887, Charles Godon (1854-1923), un des trois dentistes appelés sur la scène de catastrophe de l'incendie du Bazar de la Charité survenu le 4 mai 1897, pour identifier les victimes, propose, à la Société d'Odontologie de Paris, une communication où il traite notamment de son expérience personnelle relative à l'Odontologie médico-légale. Il affirme ceci : *« Dans tous les cas où ont disparu les signes extérieurs permettant de reconnaître un cadavre, il doit être procédé à l'examen des dents ; pour cela, un dentiste devra être chargé de dresser un schéma exact de l'état du système dentaire, indiquant toutes les restaurations partielles ou totales qui auraient été faites (obturations, aurifications, dents artificielles, etc.) ou indiquant les dents absentes et les particularités quelconques des dents présentes ».* Cette motion a été bien évidemment aussitôt adoptée[95].

S'il prend position aussi nettement, c'est parce qu'il relate au préalable dans son allocution une affaire dans laquelle il s'est trouvé impliqué. *« En 1885, une patiente est partie en Amérique du Sud dans un but moitié commercial, moitié scientifique. Une vingtaine de membres de la caravane, dont cette femme, furent envoyés en avant pour chercher de l'eau. Surpris par un groupe d'Indiens, ils furent abandonnés sur le terrain et devinrent la proie des bêtes sauvages. Quelque temps après, un missionnaire, traversant ces régions peu explorées, se trouva en présence des restes des malheureuses victimes. En examinant une des têtes, il constata sur un maxillaire inférieur la présence de dents aurifiées et d'un*

[95] Cf. Berck R., « Étude historique de l'identification par les dents en France », in *Bull Off Ordre Nat Chir Dent*, 1988 ; 2 : 6-10.

appareil prothétique de deux dents artificielles montées sur une plaque d'or et de caoutchouc rose. Il rapporta la tête au consulat le plus voisin. L'appareil, reconnu par un des amis, fut envoyé à la famille. Il fut ainsi possible de fixer l'identité du cadavre trouvé et d'établir d'une façon authentique la mort de la patiente. »[96]

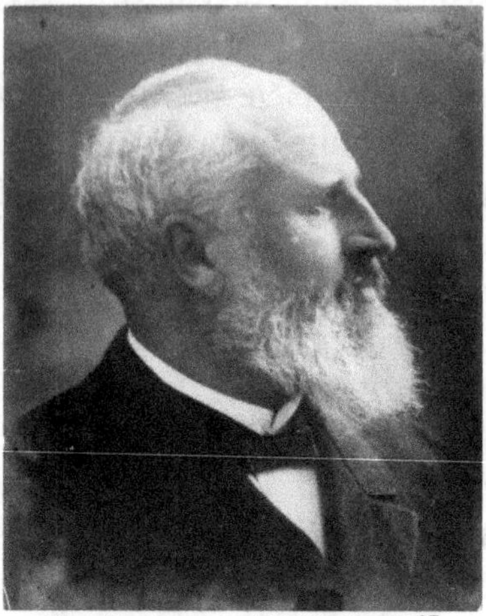

Charles Godon (1854-1923)[97].

Qui est le Dr Charles Godon ?

Charles Edouard Godon naît dans le IIe arrondissement de Paris, au n°17 de la rue Louis-le-Grand, le 12 septembre 1854. Son père, Charles Stanislas Godon, a 31 ans, sa mère, Héloïse Hortense Mazuet, a 28 ans. Ses parents sont dans le commerce (sa mère est lingère) et ont des revenus modestes. Ils travaillent tous les deux. Il a un frère et une sœur. Le petit Charles entre en tant qu'interne dans un collège qui suit les cours du Lycée Charlemagne, mais doit interrompre ses études suite à la mort de son père, alors âgé de 47 ans, pendant la guerre de

---

[96] Cf. Locard Edmond, *Traité de criminalistique*, Desvigne (éd.), Lyon, Vol. 2, 1932, pp. 580-593.

[97] Cf. Bibliothèque interuniversitaire de Santé, Paris, 2017, © BIUS.

1870 et la perte de l'activité familiale après un incendie, en 1871, diligenté par la Commune, sa mère se retrouvant ruinée et veuve avec 3 enfants. Cette même année, il se voit contraint d'apprendre une profession. Il entame donc un apprentissage chez un dentiste. Il n'y a pas d'enseignement en France. Il est coutume d'apprendre la prothèse chez un praticien qualifié qui travaille beaucoup dans son laboratoire. C'est chez Lejault de Paris (Jejault pour Durand (2016)) qu'il entre comme apprenti. Puis, il part en Angleterre chez Sewill (Selon le *British Dental Journal* du 15 juin 1923, il aurait été chez Reed de Finsbury Square, à Londres, en 1876). Il y reste entre 1875 et 1878, période pendant laquelle il suit les cours et s'émeut devant l'organisation de l'École dentaire de Leicester Square[98].

À son retour en France, il rejoint le dispensaire dentaire du Parvis Notre-Dame, organisé par le Dr Delestre. Ce dernier enseigne la clinique dentaire à un groupe de dix ou douze élèves. Lorsque l'ancien Hôtel-Dieu est démoli, cette clinique est transférée vers l'hôpital de la Charité, rue Jacob. Cet enseignement connaît un succès grandissant, ce qui décide Delestre à mettre en place un cours théorique le vendredi soir. On y retrouve Charles Godon qui suit ces leçons avec la plus grande assiduité. Godon comprend alors combien le manque d'organisation professionnelle est préjudiciable à son essor. Abandonné par les pouvoirs publics, l'art dentaire français périclite. Pour l'apprendre, il n'y a pas d'autre solution que de s'expatrier. Ou alors il faut créer les structures qui font

---

[98] Cf. Anonyme, *A la mémoire du Docteur Charles Godon : président fondateur de l'École Dentaire de Paris, officier de la Légion d'Honneur, Maire-Adjoint du VIIIe arrondissement : 12 septembre 1854-20 mai 1923*, Impr. Ch. Hérissey, Évreux, 1923, 91 p. ; cf. Durand Jean-Pascal, « L'enseignement de la chirurgie dentaire : Charles Godon, le savoir-faire et le faire savoir », in *Actes de la Société française d'histoire de l'art dentaire*, 2016 ; 21 : 34-39.

défaut… Godon, confronté à ce constat, se tourne alors vers cette seconde solution, en ayant conscience que le chemin sera long et semé d'embûches. Avec ses amis, munis de leurs seules ressources, ils se regroupent et fondent le Cercle des dentistes de Paris en avril 1879. Godon à leur tête, cette création résulte de l'action d'un comité d'initiative formé de cinq jeunes dentistes, tous assistants-opérateurs ou mécaniciens, et d'un comité d'organisation de quinze membres. La première réunion se tient le 8 avril 1879 dans un café de la rue Drouot. La société est définitivement constituée le 29 mai. Le *Bulletin du Cercle des dentistes*, qui a été cofondé par Godon et Paul Dubois en 1880 (1881 selon certains auteurs), deviendra plus tard *L'Odontologie* (une revue bimensuelle). Godon en assume la rédaction en chef à la mort de Paul Dubois (1896) qui s'en est occupé dès sa création. Morgenstern (2009, pp. 110-118) précise que la première action de cette association est d'avoir adressé une pétition aux pouvoirs publics visant à définir précisément les modalités de formation et d'accession au titre de dentiste[99].

Le Cercle des dentistes de Paris deviendra plus tard l'Association générale syndicale des dentistes de France.

Le 4 décembre de cette année-là, Charles Godon présente un *Projet de fondation d'une école professionnelle libre de chirurgie et de prothèse dentaires* devant le Cercle.

Son projet est entériné par l'ensemble de l'association, qui comprend alors 115 membres, le 25 mars 1880. Un comité d'organisation pour l'occasion est créé. Il est composé de 15 personnes. Charles Godon en assume le secrétariat. Une souscription est ouverte. 5 000 brochures sont envoyées aux dentistes et médecins français leur faisant part du projet. La somme de 13 500 fr. est ainsi récupérée. Grâce à celle-ci, le 15 novembre, dans un appartement du n°23, rue Richer,

---

[99] Cf. Morgenstern Henri, *Les dentistes français au XIXe siècle*, L'Harmattan (éd.), Collection Médecine à travers les siècles, Paris, 2009, 242 p.

s'ouvre la première école dentaire française plus connue sous le nom d'École dentaire de Paris[100]. C'est un modeste appartement de cinq pièces comprenant 10 fauteuils dentaires[101]. Charles Godon recevra, à l'ouverture de l'école, une aide financière appréciable du fournisseur et fabricant de matériel dentaire français Billard, ainsi qu'un soutien politique de taille en la personne de Paul Strauss, futur sénateur et futur membre de l'Académie nationale de médecine.
Le 18 novembre 1887 (1894 selon certains auteurs[102]), Charles Godon est diplômé de l'École dentaire de Paris. Chef de clinique, puis professeur suppléant et plus tard professeur, Charles prendra légitimement la présidence-direction de la Société de l'École dentaire de Paris[103]. Il en sera le président-directeur honoraire de 1893 à 1920.
Elle est reconnue d'utilité publique en 1892 (tout comme l'École odontotechnique). Félicitée pour la qualité de son enseignement, cette école est confirmée dans ses prérogatives par l'Université comme étant habilitée à délivrer les connaissances requises à tout chirurgien-dentiste dans son exercice. Le diplôme d'État ne peut être attribué que par une Faculté de médecine après avoir satisfait *« aux examens probatoires »*[104].

---

[100] Cf. Anonyme, *A la mémoire du Docteur Charles Godon : président fondateur de l'École Dentaire de Paris, officier de la Légion d'Honneur, Maire-Adjoint du VIIIe arrondissement : 12 septembre 1854-20 mai 1923*, Impr. Ch. Hérissey, Évreux, 1923, 91 p.
[101] Cf. Morgenstern Henri, *Les dentistes français au XIXe siècle*, L'Harmattan (éd.), Collection Médecine à travers les siècles, Paris, 2009, p. 119.
[102] Cf. Dosso Diane, « Godon Edouard Charles, Docteur », in *cths.fr*, 2014 (en ligne, consulté le 05/07/2017).
[103] Cf. Dosso Diane, « Godon Edouard Charles, Docteur », in *cths.fr*, 2014 (en ligne, consulté le 05/07/2017).
[104] Cf. Rousseau Claude, « Les cabinets de Louis-Maurice Champagne et Louis Cheurlin – L'antisepsie, le mobilier et l'éclairage électrique », in *Histoire de l'aménagement opératoire du cabinet dentaire*, www.biusante.parisdescartes.fr, Actes de la Société française d'histoire de l'art dentaire, sans date (en ligne, consulté le 10 et 11/08/2017).

En parallèle, Charles Godon provoque une réunion exceptionnelle. Son objectif : la création d'une société scientifique qui viendra accompagner, par ses travaux, l'enseignement délivré par la nouvelle école. Les statuts de la société sont approuvés et le bureau est constitué le 27 janvier 1882. La Société odontologique de Paris vient de naître[105].
Animé d'une foi inébranlable et d'une confiance en l'avenir indéfectible, Charles Godon comprend vite que le combat ne fait que commencer. Créer est une belle et bonne chose, mais, maintenant, il va falloir s'assurer que ces structures demeurent pérennes et connaissent un futur florissant.

Le professeur Paul Brouardel (1837-1906) est le doyen de la Faculté de médecine de Paris. La loi qui porte le nom de son représentant principal crée le diplôme de chirurgien-dentiste. Elle demeure en vigueur jusqu'à la loi du 25 décembre 1971 qui a institué le doctorat en chirurgie dentaire.

« Art. 2
Nul ne peut exercer la profession de dentiste s'il n'est muni d'un diplôme de docteur en médecine ou de chirurgien-dentiste. Le diplôme de chirurgien-dentiste sera délivré par le gouvernement français, à la suite d'études organisées suivant un règlement rendu après un avis du conseil supérieur de l'instruction publique et d'examens subis devant un établissement supérieur médical de l'État. »

Charles Godon occupe une fonction importante dans la franc-maçonnerie. Il est le dentiste de Brouardel, également franc-maçon. Bien que grands amis, le dentiste s'oppose très vite au

---

105 Cf. Anonyme, *A la mémoire du Docteur Charles Godon : président fondateur de l'École Dentaire de Paris, officier de la Légion d'Honneur, Maire-Adjoint du VIIIe arrondissement : 12 septembre 1854-20 mai 1923*, Impr. Ch. Hérissey, Évreux, 1923, 91 p.

médecin lorsque le projet de réglementation de la profession dentaire est abordé[106].

Aussitôt cette loi promulguée, Morgenstern (2009, pp. 166-172) rapporte que Charles Godon soulève tous les problèmes que connaîtra l'enseignement de l'art dentaire en France. Il publie plusieurs appels pour la liberté d'exercice de l'art dentaire en France, qui doit rester indépendant, selon lui, de toute ingérence étatique.

En opposition avec le reste de la profession, puisque l'Association générale syndicale des dentistes de France est plutôt favorable à cette loi et à un diplôme d'État, puisqu'également Godon a démissionné de l'École dentaire de Paris, le questionnement de ce dernier verra des décrets être publiés[107]. Peut-on légitimement lui en attribuer la paternité[108] ? Ou bien a-t-il en définitive défendu certains de ses privilèges condamnés à disparaître avec cette loi ? On peut s'interroger sur ses motivations réelles, comme le laisse entendre Henri Morgenstern (2009, p. 168), bien qu'il ait été un des seuls à s'être insurgé contre le texte de la Loi Brouardel tel qu'il a été voté.

De fait, suivi par quelques-uns, Godon quitte l'École dentaire et crée une revue dissidente *La Revue internationale d'odontologie*. Il va jusqu'à fonder une nouvelle école, l'École dentaire pratique, qui ouvre ses portes en 1896 (reconnue par

---

[106] Cf. Morgenstern Henri, *Les dentistes français au XIXe siècle*, L'Harmattan (éd.), Collection Médecine à travers les siècles, Paris, 2009, p. 155 ; cf. Durand Jean-Pascal, « L'enseignement de la chirurgie dentaire : Charles Godon, le savoir-faire et le faire savoir », in *Actes de la Société française d'histoire de l'art dentaire*, 2016 ; 21 : 34-39.

[107] Cf. Morgenstern Henri, *Les dentistes français au XIXe siècle*, L'Harmattan (éd.), Collection Médecine à travers les siècles, Paris, 2009, p. 166-172.

[108] Cf. Anonyme, *A la mémoire du Docteur Charles Godon : président fondateur de l'École Dentaire de Paris, officier de la Légion d'Honneur, Maire-Adjoint du VIIIe arrondissement : 12 septembre 1854-20 mai 1923*, Impr. Ch. Hérissey, Évreux, 1923, 91 p.

décision ministérielle le 25 novembre 1896) et est dirigée par Richard-Chauvin[109]. Elle est située 11, rue Réaumur. À la surprise générale, Godon rejoint alors le conseil de l'École dentaire de Paris en 1896. Réfractaire depuis la loi de 1892, il en approuve ainsi l'orientation politique. Il abandonne l'École dentaire pratique au Dr Louis-Jules Rousseau[110].

Déjà diplômé de l'École dentaire de Paris, il devient docteur en médecine en 1901. Il soutient une thèse pour le doctorat en médecine intitulée *L'évolution de l'art dentaire : l'École dentaire, son histoire, son action, son avenir*, le 20 décembre 1900.

Le congrès dentaire international de Paris, en 1900, connaît un succès considérable. Il se tient devant pas moins de 1 200 confrères venus du monde entier. C'est à cette occasion que Godon fonde deux institutions : la Fédération dentaire nationale regroupant plusieurs sociétés dentaires françaises, dont il sera le président pendant plusieurs années, puis le président d'honneur, et la Fédération dentaire internationale dont il sera le président pendant deux mandats[111].

Tout a démarré dans l'esprit d'un seul homme : Charles Godon, alors directeur de l'École dentaire de Paris. Il a été le premier à ressentir l'urgence de la création d'une organisation dentaire internationale.

---

[109] Cf. Rousseau Claude, « Les cabinets de Louis-Maurice Champagne et Louis Cheurlin – L'antisepsie, le mobilier et l'éclairage électrique », in *Histoire de l'aménagement opératoire du cabinet dentaire*, www.biusante.parisdescartes.fr, Actes de la Société française d'histoire de l'art dentaire, sans date (en ligne, consulté le 10 et 11/08/2017).

[110] Cf. Rousseau Claude, « Les cabinets de Louis-Maurice Champagne et Louis Cheurlin – L'antisepsie, le mobilier et l'éclairage électrique », in *Histoire de l'aménagement opératoire du cabinet dentaire*, www.biusante.parisdescartes.fr, Actes de la Société française d'histoire de l'art dentaire, sans date (en ligne, consulté le 10 et 11/08/2017).

[111] Cf. Anonyme, *A la mémoire du Docteur Charles Godon : président fondateur de l'École Dentaire de Paris, officier de la Légion d'Honneur, Maire-Adjoint du VIIIe arrondissement : 12 septembre 1854-20 mai 1923*, Impr. Ch. Hérissey, Évreux, 1923, 91 p.

L'idée première germe en 1889, lorsque Charles Godon organise le premier congrès dentaire international. C'est déjà un succès. Vingt et une nations y sont représentées. Près de 300 dentistes y assistent. Le deuxième congrès dentaire international se tient à Chicago, en 1893, pendant l'Exposition universelle. Trente-trois nations y sont présentes. Cela conforte Godon dans le fait qu'il est indispensable d'organiser un autre congrès. Ce sera de nouveau à Paris et en 1900, pendant l'Exposition universelle qui doit avoir lieu cette année-là[112].
Mardi 14 août 1900 : la Fédération dentaire internationale est officiellement créée. Le 15 août 1900, Godon convoque cinq dentistes très représentatifs dans chacun de leur pays respectif, dans une pièce de l'École dentaire de Paris. Ce sont Florestan Aguilar (Espagne), George Cunningham (Angleterre), Elof Förberg (Suède), A. W. Harlan (USA) et E. Sauvez (France). Ces hommes ont été élus, lors du 3e congrès dentaire international, pour former le comité exécutif d'une future Fédération dentaire internationale. Ont été élus également L. Grevers (Hollande), F. Hesse (Allemagne) et Pichler (Autriche) qui ne sont pas présents. Godon en a été nommé le président et Sauvez, le secrétaire général. Les deux hommes acceptent ainsi de représenter la profession sans distinction de nationalité[113]. Il en va aussi de leur responsabilité de choisir le lieu du prochain congrès et d'en déterminer le programme. Ils nomment 17 de leurs compagnons pour composer la première commission internationale d'éducation dentaire. Un autre objectif est bien évidemment d'assurer des soins dentaires aux enfants et aux indigents. Il ne faut pas hésiter, selon eux, à réformer la profession en profondeur. Ce sera un des buts de la FDI nouvellement créée.

---

[112] Cf. Ennis John, *The Story of the Fédération Dentaire Internationale (1900-1962)*, FDI (ed.), Londres, 1967.
[113] Cf. Ennis John, *The Story of the Fédération Dentaire Internationale (1900-1962)*, FDI (ed.), Londres, 1967.

Mais, déjà, un combat prédomine : la reconnaissance du dentiste comme faisant partie à part entière de la grande famille médicale.
Ces praticiens se rencontrent le 15 août 1900, dans une pièce de l'École dentaire de Paris. Afin d'assurer l'avenir justement… Le français sera la langue de délibération et de rédaction des décisions du bureau[114]. Le siège est l'École dentaire de Paris et chez chacun des membres étrangers du conseil exécutif. Le bureau reste en fonction jusqu'au congrès anglais de 1901. *L'Odontologie* sera l'organe journalistique de cette toute nouvelle institution[115].
Le premier congrès de la Fédération dentaire internationale se tient à Londres, du 3 au 8 août 1901. Hormis pendant la Seconde Guerre mondiale, chaque année, un nouveau congrès depuis a été organisé[116]. Charles Godon en est le premier président de 1901 à 1904. Il la préside de nouveau de 1909 à 1910. Il reçoit la plus haute distinction de la Fédération dentaire internationale, en 1912, dans sa session de Stockholm, le prix Miller, pour *« services méritoires rendus à la cause de l'Odontologie »*[117].
Le décret ministériel du 11 janvier 1909 est la résultante directe d'un raisonnement bâtisseur qui anime Godon qui en assume assurément l'entière paternité[118]. Les années d'étude

---

[114] Cf. Sanz Javier, Bermejo Miguel Ángel López, « Naissance de la Fédération dentaire internationale, FDI, 1900, Paris », in *Actes de la Société française d'histoire de l'art dentaire*, 2009 ; 14 : 60-62.
[115] Cf. Sanz Javier, Bermejo Miguel Ángel López, « Naissance de la Fédération dentaire internationale, FDI, 1900, Paris », in *Actes de la Société française d'histoire de l'art dentaire*, 2009 ; 14 : 60-62.
[116] Cf. Ennis John, *The Story of the Fédération Dentaire Internationale (1900-1962)*, FDI (ed.), Londres, 1967.
[117] Cf. Anonyme, *A la mémoire du Docteur Charles Godon : président fondateur de l'École Dentaire de Paris, officier de la Légion d'Honneur, Maire-Adjoint du VIIIe arrondissement : 12 septembre 1854-20 mai 1923*, Impr. Ch. Hérissey, Évreux, 1923, 91 p.
[118] Cf. Anonyme, *A la mémoire du Docteur Charles Godon : président fondateur de l'École Dentaire de Paris, officier de la Légion d'Honneur,*

passent de trois à cinq ans. Elles comprennent deux années de stage et trois de scolarité. *« Les candidats au diplôme d'État de chirurgien-dentiste sont maintenant astreints d'être titulaires du brevet d'enseignement primaire supérieur ou à défaut du brevet agricole. »*[119]

Maire adjoint du VIIIe arrondissement en 1911, Godon est délégué cantonal depuis 30 ans. À ce titre, il fait partie de la Caisse des Écoles depuis autant de temps. Au congrès d'hygiène scolaire tenu à Paris en 1910, dont Charles Godon assume la vice-présidence, ce dernier obtient la création d'une section d'hygiène dentaire scolaire[120].

La guerre éclate en 1914. Les premiers blessés arrivent le 9 septembre 1914, à l'École dentaire de Paris. Le comité, créé le 2 mars 1915, lance aussitôt une souscription publique pour financer les frais générés par leurs soins. Tous les groupements professionnels adhèrent aussitôt et, grâce à elle, c'est de l'argent du monde entier qui afflue pendant toute la guerre. L'Aide confraternelle aux dentistes français et belges victimes de la guerre vient de naître. Elle siège 109, bd Malesherbes, à Paris. De nombreux dentistes français et belges y souscrivent. Charles Godon est aux avant-postes[121]. D'ailleurs, Charles se

---

Maire-Adjoint du VIIIe arrondissement : 12 septembre 1854-20 mai 1923, Impr. Ch. Hérissey, Évreux, 1923, 91 p.

[119] Cf. Rousseau Claude, « Les cabinets de Louis-Maurice Champagne et Louis Cheurlin – L'antisepsie, le mobilier et l'éclairage électrique », in *Histoire de l'aménagement opératoire du cabinet dentaire*, www.biusante.parisdescartes.fr, Actes de la Société française d'histoire de l'art dentaire, sans date (en ligne, consulté le 10 et 11/08/2017).

[120] Cf. Anonyme, *A la mémoire du Docteur Charles Godon : président fondateur de l'École Dentaire de Paris, officier de la Légion d'Honneur, Maire-Adjoint du VIIIe arrondissement : 12 septembre 1854-20 mai 1923*, Impr. Ch. Hérissey, Évreux, 1923, 91 p.

[121] Cf. Augier Sylvie, *Les chirurgiens-dentistes français aux Armées pendant la Première Guerre mondiale (1914-1918), Organisation d'un service dentaire et stomatologique*, Thèse Doct. Chir. Dent., Lyon I,

met tout de suite à la disposition du ministre de la Guerre. Il s'y tient à ses ordres de 1914 à 1919 et officie tout ce temps au Dispensaire V. G. 88 (dispensaire de la Société de l'École dentaire de Paris) qu'il dirige[122].

Au sein de l'École, un service spécial est mis en place pour le traitement des inaptes pour insuffisance dentaire. L'École s'occupe principalement des soins dentaires aux soldats. Le 14 avril 1915, le ministre de la Guerre accepte, par lettre officielle, la coopération de l'École dentaire de Paris pour les soins à donner aux militaires. Le 10 mai, la coopération du Comité de secours pour les blessés des maxillaires et de la face est approuvée par le même ministre. Le 11 juin 1915, l'école doit assurer le service d'une ambulance de 200 lits pour les mutilés de la face, créée à l'hôpital des convalescents du Lycée Michelet de Vanves. Ce service est pourvu en personnel et en matériel provenant de l'École. Il est visité par Justin Godart, sous-secrétaire d'État au Service de Santé, le 25 août 1915. Le 31 août 1915, Godart convoque à son bureau la direction de l'École dentaire de Paris et lui demande la rédaction d'un rapport en vue de la création d'un service dentaire, et de la fonction de chirurgien-dentiste militaire. Ce texte lui sera remis le 9 septembre de cette même année (rédigé par Georges Villain). Le 13 septembre 1915, Justin Godart visite cette école[123].

1986 ; cf. Caliot Vincent, *Rôle des chirurgiens-dentistes français aux Armées durant la Première Guerre mondiale (1914-1918)*, Thèse Doct. Chir. Dent., Bordeaux II, 1993 ; cf. Riaud Xavier, *Première Guerre mondiale et stomatologie : des praticiens d'exception…*, L'Harmattan (éd.), Collection Médecine à travers les siècles, Paris, 2008, 220 p.

[122] Cf. Dosso Diane, « Godon Edouard Charles, Docteur », in *cths.fr*, 2014 (en ligne, consulté le 05/07/2017).

[123] Cf. Augier Sylvie, *Les chirurgiens-dentistes français aux Armées pendant la Première Guerre mondiale (1914-1918), Organisation d'un service dentaire et stomatologique*, Thèse Doct. Chir. Dent., Lyon I, 1986 ; cf. Caliot Vincent, *Rôle des chirurgiens-dentistes français aux Armées durant la Première Guerre mondiale (1914-1918)*, Thèse Doct. Chir. Dent., Bordeaux II, 1993 ; cf. Riaud Xavier, *Première Guerre*

Le 26 février 1916, Raymond Poincaré signe le décret ordonnant la création du dentiste militaire *« pour la durée de la guerre seulement »*. Si la paternité du projet revient indéniablement à Georges Villain, professeur à l'École dentaire de Paris dont il sera le digne représentant dans le projet et secrétaire à la Fédération dentaire nationale, et au président de cette dernière association, Blatter, l'ombre de Charles Godon plane derrière, Villain étant son « fils spirituel ». Sous l'impulsion des mêmes hommes, le 1er mars 1916 voit la signature du décret de Poincaré officialisant la création du dentiste de la Marine. Et le 5 juillet 1918, le corps d'officiers dentistes est approuvé au sein de l'armée sans limitation de durée et définitivement[124].
Le congrès dentaire interallié tient ses séances du 9 au 13 novembre 1916 pour les démonstrations et communications axées sur le traitement des fractures des maxillaires, et en particulier du maxillaire inférieur. Les visites dans les divers services et les différentes formations de Paris s'occupant de prothèses et de restaurations maxillo-faciales ont lieu du 14 au 18. L'assemblée générale se déroule le lundi 13 novembre. Le congrès est organisé à l'École dentaire de Paris au 45, rue de la Tour d'Auvergne. Il est présidé par Charles Godon[125].

---

mondiale et stomatologie : des praticiens d'exception..., L'Harmattan (éd.), Collection Médecine à travers les siècles, Paris, 2008, 220 p.

[124] Cf. Augier Sylvie, *Les chirurgiens-dentistes français aux Armées pendant la Première Guerre mondiale (1914-1918), Organisation d'un service dentaire et stomatologique*, Thèse Doct. Chir. Dent., Lyon I, 1986 ; cf. Caliot Vincent, *Rôle des chirurgiens-dentistes français aux Armées durant la Première Guerre mondiale (1914-1918)*, Thèse Doct. Chir. Dent., Bordeaux II, 1993 ; cf. Riaud Xavier, *Première Guerre mondiale et stomatologie : des praticiens d'exception...*, L'Harmattan (éd.), Collection Médecine à travers les siècles, Paris, 2008, 220 p.

[125] Cf. Augier Sylvie, *Les chirurgiens-dentistes français aux Armées pendant la Première Guerre mondiale (1914-1918), Organisation d'un service dentaire et stomatologique*, Thèse Doct. Chir. Dent., Lyon I, 1986 ; cf. Caliot Vincent, *Rôle des chirurgiens-dentistes français aux Armées durant la Première Guerre mondiale (1914-1918)*, Thèse Doct.

Après le conflit, la réunion de la Fédération dentaire internationale de La Haye en 1921 reprend ses travaux interrompus par la guerre[126].

À la fin septembre 1921, Charles Godon ressent une fatigue profonde. Une raison impérieuse de santé et le besoin de repos l'obligent à résilier ses différentes fonctions, à l'exception de la direction de la revue *L'Odontologie* et de la présidence du Groupement de l'École dentaire de Paris. Dans le même temps, il demande l'honorariat[127]. Il reçoit les titres de professeur honoraire, membre bienfaiteur, directeur honoraire de l'École dentaire de Paris, président honoraire du Conseil d'administration et président d'honneur du Comité de patronage. Jusque dans ses derniers moments, il se tiendra au courant de tout ce qui se passe à l'École dentaire de Paris.

Il meurt le 20 mai 1923, chez lui, au 80, boulevard Malesherbes, dans le VIIIe arrondissement. Il a alors 68 ans. Sa femme, Amélie Irma Valette, l'a précédé. Il a eu deux filles avec elle. Père aimant, mais souvent absent en raison de ses obligations diverses, il ne se remettra jamais de la perte prématurée de l'une d'elles[128].

Ses obsèques ont lieu le 23 mai 1923, au cimetière du Père-Lachaise. Charles Godon est enterré au cimetière du Père-Lachaise, concession porte-n°108 perpétuelle de 1907,

---

Chir. Dent., Bordeaux II, 1993 ; cf. Riaud Xavier, *Première Guerre mondiale et stomatologie : des praticiens d'exception...*, L'Harmattan (éd.), Collection Médecine à travers les siècles, Paris, 2008, 220 p.

[126] Cf. Anonyme, *A la mémoire du Docteur Charles Godon : président fondateur de l'École Dentaire de Paris, officier de la Légion d'Honneur, Maire-Adjoint du VIIIe arrondissement : 12 septembre 1854-20 mai 1923*, Impr. Ch. Hérissey, Évreux, 1923, 91 p.

[127] Cf. Anonyme, *A la mémoire du Docteur Charles Godon : président fondateur de l'École Dentaire de Paris, officier de la Légion d'Honneur, Maire-Adjoint du VIIIe arrondissement : 12 septembre 1854-20 mai 1923*, Impr. Ch. Hérissey, Évreux, 1923, 91 p.

[128] Cf. Dosso Diane, « Godon Edouard Charles, Docteur », in *cths.fr*, 2014 (en ligne, consulté le 05/07/2017).

division 82, cadastre 1221, 7e ligne 7/81 et 14/85 (Cimetière du Père-Lachaise, 2017).

Charles Godon est fait officier d'Académie en 1892 et de l'Instruction publique en 1898, pour services rendus. En 1899, il est élevé au rang de chevalier de la Légion d'honneur, puis, le 23 février 1921, il est promu officier de la Légion d'honneur. Il est aussi docteur en chirurgie dentaire de l'Université Laval, de Montréal (Canada), professeur honoraire de la première école dentaire supérieure de Roumanie et docteur ès sciences honoraire de l'Université de Pennsylvanie[129]. Il est officier du Cambodge, commandeur de l'Ordre du Nichan Istikhar (Tunisie) en 1914.
Il est également membre d'honneur de nombreuses sociétés dentaires étrangères : Allemagne, Angleterre (1906), Autriche, Baléares, Belgique, Brésil, Chili, Danemark, Espagne, États-Unis, Hollande, Norvège, São Paulo, Suède et de nombreuses autres sociétés[130]…
Secrétaire du premier congrès dentaire international de Paris (1889), il est vice-président du congrès dentaire international de Chicago (1893), président d'honneur du congrès national français à Nancy (1896), à Paris (1897) et à Lyon (1898). Il est fait président d'honneur de la Fédération dentaire nationale française. Il a été président, puis président d'honneur de la Fédération dentaire internationale[131]. Il est président du

---

[129] Cf. Anonyme, *A la mémoire du Docteur Charles Godon : président fondateur de l'École Dentaire de Paris, officier de la Légion d'Honneur, Maire-Adjoint du VIIIe arrondissement : 12 septembre 1854-20 mai 1923*, Impr. Ch. Hérissey, Évreux, 1923, 91 p.
[130] Cf. Riaud Xavier, *Charles Godon (1854-1923) et Georges Villain (1881-1938), le maître et l'élève*, L'Harmattan (éd.), Collection Médecine à travers les siècles, Paris, 2018.
[131] Cf. Anonyme, *A la mémoire du Docteur Charles Godon : président fondateur de l'École Dentaire de Paris, officier de la Légion d'Honneur, Maire-Adjoint du VIIIe arrondissement : 12 septembre 1854-20 mai 1923*, Impr. Ch. Hérissey, Évreux, 1923, 91 p.

troisième congrès dentaire international à Paris, en 1900, et président d'honneur du congrès dentaire international de Saint-Louis en 1904. Il est président d'honneur de l'Association générale syndicale des dentistes de France et vice-président du congrès d'hygiène scolaire de 1910. N'oublions pas le prix Miller, plus haute distinction donnée par la FDI, reçu en 1912 et sa brillante présidence du congrès dentaire interallié à Paris, en 1916.

Edmond Locard (1877-1966), le « Sherlock Holmes français »

Edmond est le fils d'Arnould Locard, malacologiste, et de Marie-Gibert de Sennevières. Par son père, il serait issu d'une vieille famille écossaise (*Lockheart*) venue en France au XVIe siècle. Lorsqu'il a trois semaines, sa famille quitte Saint-Chamond, sa ville natale, pour Allevard en Isère jusqu'en 1880. À la naissance de sa sœur Marguerite, la famille s'installe alors à Lyon, quai de la Charité - aujourd'hui, 38 quai Gailleton. Élève brillant, il passe de la pension Blanchoux au collège dominicain Saint-Thomas-d'Aquin, à Oullins, dans la section des langues anciennes[132]. Bachelier à 17 ans, mention lettres et sciences, il parle déjà 11 langues. Après ce double baccalauréat, il effectue des études de droit, puis, sur les conseils de son père, étudie la médecine avec Louis Léopold Ollier, spécialiste de la chirurgie osseuse[133]. À la mort du Pr Ollier, il devient l'élève du Pr Alexandre Lacassagne, titulaire de la chaire de médecine légale de Lyon. En 1902, il est reçu docteur en médecine en soutenant une thèse médicale sur *La médecine légale sous le grand Roy*. Ayant rejoint l'équipe de Lacassagne comme secrétaire externe, puis préparateur, il en devient l'assistant, mais travaille de concert avec d'autres grands pionniers de la police scientifique, notamment Rodolphe Archibald Reiss, de l'Université de Lausanne. Il obtient sa licence de droit en 1905.

Dreyfusard convaincu, la réhabilitation tardive de cet homme en 1906 montre à Locard l'indispensabilité de la preuve en expertise.

---

132 Cf. Mazévet Michel, *Edmond Locard, le Sherlock Holmes français*, Des Traboules (éd.), Brignais, 2006, pp. 74-119.
133 Cf. Mazévet Michel, *Edmond Locard,...*, op. cit., 2006, pp. 74-119.

Au début 1903, Edmond travaille dans l'équipe de Lacassagne qui lui confie une rubrique dans sa revue : *Les Chroniques latines*. Il y étudie jusqu'en 1909 l'identification des récidivistes par la méthode dactyloscopique de Bertillon[134].
En 1909, il publie la synthèse de ses recherches dans l'ouvrage intitulé *L'identification des récidivistes*. L'utilisation des preuves matérielles dans une enquête criminelle est nouvelle à la fin du XIXe siècle. Largement influencé par Sherlock Holmes, détective anglais inventé par le médecin neurologue de formation, Sir Arthur Conan Doyle (1859-1930), Locard s'intéresse en 1887, à l'étude des empreintes de pas, des taches de boue, des poussières et des cendres de tabac ou encore à l'expertise des documents écrits, ou la cryptographie[135].
En janvier 1910, Edmond Locard inaugure à Lyon, un laboratoire de police technique et scientifique. Au fil des années, il y crée des appareils révolutionnaires comme le hatoscope destiné aux analyses balistiques ou encore le graphoscope employé pour les expertises de documents écrits[136]. Dès mars 1910, lors d'une interview donnée au journaliste Gaston Huysmans, en bon élève de Lacassagne, Locard rappelait l'importance de l'identification dentaire en matière délictuelle ou criminelle. Il s'est donc montré très vigilant durant ces premiers mois d'existence du laboratoire afin de prouver son intérêt[137].
Comme nous venons de le préciser, les dents ne sont pas en reste. En effet, le laboratoire est intervenu dans le cadre de l'Affaire Dessort. Un vol est commis le 21 décembre 1910, dans la pâtisserie Devix située au 159, boulevard de la Croix-Rousse à Lyon. Un des coupables avait mordu dans des tartelettes à la crème de marrons. L'identification s'est faite à

---

[134] Cf. Mazévet Michel, *Edmond Locard,...*, op. cit., 2006, pp. 74-119.
[135] Cf. Larriaga Marielle, *La fabuleuse histoire d'Edmond Locard, flic de province*, Des Traboules (éd.), Brignais, 2007.
[136] Cf. Mazévet Michel, *Edmond Locard,...*, op. cit., 2006, pp. 74-119.
[137] Mail du 03/11/2021 de M. Amos Frappa.

partir d'empreintes digitales relevées sur une bouteille de sirop, le moulage des dents n'a fait que confirmer. La trace des incisives a permis de reconnaître un gamin du voisinage qui a été identifié sans difficulté[138].

Très vite, ce laboratoire acquiert une dimension internationale et les élèves se pressent pour y entrer en formation. Locard est le père fondateur de la poroscopie qui est l'étude, lorsque les empreintes digitales sont fragmentaires, des pores qui sont immuables et ne se modifient pas selon le mode de contact.

Locard propose des moulages en plâtre rationnels des traces et un élève à lui de 1925 à 1928, Harry Soderman, devenu après son départ de Lyon célèbre professeur de criminologie à l'Université de Stockholm, invente un aspirateur spécial consacré au prélèvement des poussières sur une scène de crime. Elles sont ensuite analysées au microscope. *« Dis-moi quel milieu tu fréquentes, je te dirai quelles poussières tu portes. »*

De 1931 à 1940, il rédige son œuvre majeure, le *Traité de criminalistique* (en sept volumes), publié à Lyon aux éditions Joannès Desvignes[139]. C'est resté longtemps la référence absolue en médecine légale, mais les techniques et protocoles ont considérablement évolué. L'ADN est apparu également.

Après dix ans sur le terrain, Locard souhaite doter la ville de Lyon d'un musée orienté vers *« la recherche des traces et des preuves dans le procès pénal »*.

Inauguré en 1921, Locard y reçoit un hôte célèbre, Sir Arthur Conan Doyle[140], l'auteur des aventures de *Sherlock Holmes*, venu en visite pour rencontrer le Français.

---

[138] Cf. Mazévet Michel, *Edmond Locard,...*, op. cit., 2006, pp. 74-119.

[139] Cf. Mazévet Michel, *Edmond Locard,...*, op. cit., 2006, pp. 74-119.

[140] Un des objets exposés dans le musée est la sacoche de Jules Bonnot, anarchiste notoire et fondateur de la célèbre bande criminelle du même nom qui a semé le crime et la terreur dans Paris de 1911 à 1912. Bonnot avait été le chauffeur de Conan Doyle en 1910. Il tombe sous les balles de la police, le 28 avril 1912. En visitant le musée, l'écrivain anglais, aurait reconnu la photo de son ancien chauffeur.

Il prend sa retraite et quitte le laboratoire de police technique de Lyon à l'âge de 73 ans. Il continue cependant à exercer dans un cabinet privé d'expertises qu'il ouvre rue Mercière à Lyon. Décédé le 4 mai 1966, Edmond Locard est inhumé au cimetière d'Oullins[141].

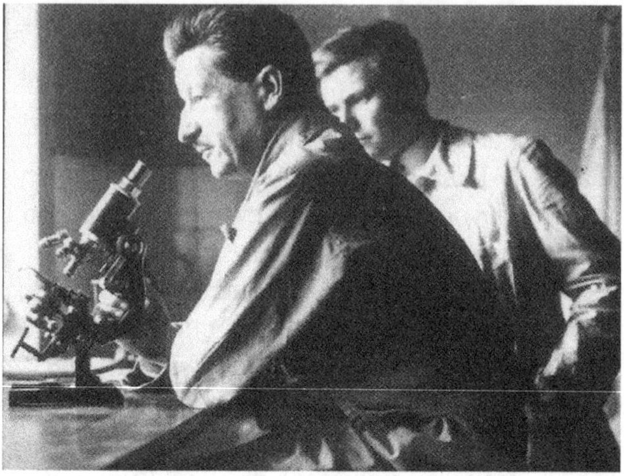

Dr Edmond Locard (1877-1966)[142].

Dans le second tome de son *Traité de criminalistique* paru en 1932, Locard consacre un chapitre aux dents. Pour ce qui est de la détermination de l'âge, il rapporte que Magitot précise les datations d'éruption des dents de lait, des dents définitives. Il signale aussi qu'avec le temps les dents jaunissent et que les alvéoles et les branches montantes de la mandibule constituent des signes de vieillesse avancée[143]. Il rappelle les anomalies possibles de forme, nombre, volume, siège et direction des dents. Sans oublier les déformations physiologiques (usure par

---

[141] Cf. Mazévet Michel, *Edmond Locard,...*, op. cit., 2006, pp. 74-119.
[142] Cf. Stagnara Denise, collection privée, Odenas, 2007, © Denise Stagnara.
Locard est souvent surnommé le *Sherlock Holmes français*.
[143] Cf. Locard Edmond, *Traité de criminalistique*, Desvigne (éd.), Lyon, Vol. 2, 1932, pp. 580-593.

l'alimentation, par bruxisme, par consommation de tabac avec un porte-cigarettes ou encore avec une pipe qui laisse une échancrure sur le bord libre des incisives), les déformations professionnelles (chez les cordonniers avec une encoche d'usure sur le bord des incisives ; chez les verriers avec des fractures dentaires générées par les chocs répétés contre le tube à souffler le verre ; chez les souffleurs de perles avec une usure des incisives au contact du chalumeau qui doivent supporter son mouvement de rotation ; chez les plombiers avec une coloration brunâtre sur les dents qui tombent plus vite que la moyenne ; chez les ouvriers qui travaillent le mercure et qui développent une stomatite synonyme de la perte de leurs dents) et les déformations pathologiques consécutives à diverses maladies (tuberculose, syphilis, morphinomanie, goutte, rachitisme, acromégalie, etc.).

Locard rappelle différentes affaires où l'Odontologie médico-légale a donné des résultats probants (Powell, Parkmann[144]). Il cite également l'identification du Prince impérial. *« Le 1er juin 1879, la patrouille du fils de Napoléon III tombe dans une embuscade des Zoulous. Louis-Eugène Napoléon (1856-1879) y trouve la mort, sa vieille selle l'ayant trahi. Le cadavre de Napoléon IV, ayant été percé de 17 coups de sagaies, tous reçus de face, est méconnaissable*[145]*. Il est retrouvé entièrement nu, les Zoulous l'ayant dépouillé. Les autorités britanniques jugent indispensable de faire appel à quelqu'un susceptible d'identifier la dépouille du jeune prince. La description du cadavre a été faite par le docteur Scott, puis par le baron Larrey, ancien chirurgien ordinaire de l'Empereur Napoléon III, fils de l'illustre chirurgien de Napoléon Ier, qui à Chislehurst, assiste le 11 juillet 1879 à l'ouverture du*

---

144 Nous y reviendrons plus loin.

145 Cf. Frèrejean Alain, « Napoléon IV tombe sous les coups de sagaies des Zoulous », in *Historia*, 1997 ; 610 : 77.

cercueil[146]*. Pour le procès-verbal de l'examen du corps, le docteur baron Corvisart, fils de celui qui a été qualifié de "médecin préféré" par Napoléon Ier, s'est joint à Larrey. Parmi les 17 blessures, l'une, de moindre gravité, est apparente à la lèvre supérieure, du côté droit, laquelle est fendue. Cette blessure intéresse une des dents qui a éclaté. Aussitôt, il est procédé à l'examen du système dentaire. C'est Thomas Wiltburger Evans, dentiste américain de la famille impériale, qui s'en charge*[147]*. Auparavant, dans un souci de confirmation d'identification, celui-ci avait présenté un schéma des dents du prince qu'il avait « aurifiées », c. à d. où il avait mis des plombages en or. Et, ces obturations spécifiques ont été bien observées, même si d'autres dentistes sont intervenus après l'Américain. »*[148]

Autre intervention bénéfique du dentiste légiste rapportée par Locard : l'affaire Beckert. Le rôle du dentiste y sera primordial. Cette histoire se déroule au Chili. Le chancelier Willy Beckert de la légation allemande est menacé de mort suite à une arrestation jugée un peu abusive. Quelque temps après, il disparaît au cours d'un incendie. Suite à de mauvais interrogatoires, les médecins et la veuve de Beckert attestent que le défunt disposait de toutes ses dents. Ils identifient par conséquent formellement ses restes. Les funérailles sont organisées avec tout le solennel que réclame la fonction de la victime. Survient alors un dentiste, le Dr German Valenzuela Bastarrica, directeur de l'École dentaire du Chili, qui se propose d'offrir ses services spontanément au juge d'instruction. Ce dernier

---

[146] Cf. Lamendin Henri, *Praticiens de l'Art dentaire du XIVe au XXe siècle*, L'Harmattan (éd.), Collection Médecine à travers les siècles, Paris, 2006, p. 59.

[147] Cf. Deranian Martin H., « Thomas W. Evans: Pennsylvania's dentist to Europe's royalty », in *J. Hist. Dent.*, Spring 2006; 54 (1): 17-23.

[148] Cf. Riaud Xavier, *Les dentistes, détectives de l'Histoire*, L'Harmattan (éd.), Collection Médecine à travers les siècles, Paris, 2007, pp. 97-102.

ordonne l'exhumation du corps. Le dentiste récupère les maxillaires de la victime. Il a obtenu au préalable l'autorisation du juge d'emporter avec lui ces vestiges osseux à son cabinet. En comparant les vestiges osseux avec les données dentaires recueillies, le dentiste publie un rapport qui atteste que le corps découvert dans l'incendie n'est pas celui de Willy Beckert. Aussitôt, la police se met en chasse et arrête l'homme à la frontière argentine. Il est condamné à mort et fusillé. Il a alors avoué être responsable de l'incendie. Il a dissimulé sa propre mort pour s'enfuir. Pour cela, il n'a pas hésité à tuer un homme, à fracturer son tibia, car le sien l'avait été des années auparavant, et à briser ses dents avec un marteau pour complexifier son identification[149].

Locard rappelle un dernier dossier : l'affaire Euphrasie Mercier. En 1885, Mlle Ménétret disparaît anormalement. Sa servante Euphrasie Ménétret justifie péniblement son absence. Si péniblement que la justice décide d'intervenir et diligente une enquête qui retrouve des restes calcinés dans le jardin. Le juge mande le dentiste de Mlle Ménétret, le Dr Goldenstein, qui arrive avec la fiche dentaire de la patiente. Le juge lui confie les mâchoires pour expertise. En comparant les pièces osseuses et la fiche, le dentiste retrouve la première molaire inférieure droite avec son aurification et la deuxième molaire supérieure droite avec son obturation à l'oxychlorure de zinc. La victime est identifiée et la bonne avoue son crime. C'est elle qui a tué sa maîtresse[150].

Après avoir évoqué de nombreuses affaires où le dentiste a eu une action prépondérante, Edmond Locard s'intéresse aux morsures et à leur étude judiciaire. Il énumère les procédés

---

[149] Cf. Locard Edmond, *Traité de criminalistique*, Desvigne (éd.), Lyon, Vol. 2, 1932, pp. 580-593.

[150] Cf. Locard Edmond, *Traité de criminalistique*, Desvigne (éd.), Lyon, Vol. 2, 1932, pp. 580-593.

pour les recueillir et les matériaux employés à cette fin. Dans la peau, la trace est photographiée. Dans un aliment, la morsure est moulée au plâtre. Si la morsure est dans un fruit et commence à se déformer, il faut plonger dans un bain de formol à 0,5 %. Puis, on la moule dans un mélange de paraffine dure, de blanc de baleine, de talc et d'éosine. Ce mélange se fait à feu doux. Il se solidifie très vite par refroidissement. Ce mélange fonctionne très bien sur les morsures des cadavres[151].

Les empreintes de comparaison sont prises en faisant mordre le sujet dans de la cire ou de la pâte de Hind, celle des dentistes. Avec celle-ci, un moulage en plâtre est fait.

La cire jaune ou blanche peut être utilisée de la même façon. Elle peut être mélangée à de la paraffine ou à de la gutta-percha.

« La comparaison pour les morsures porte sur la grandeur, l'écartement et la disposition des dents. Pour les moulages d'empreintes dans les substances plastiques, on fera des agrandissements photographiques à 2 diamètres, et on comparera les rayures verticales que présentent toutes les dents, même saines, et dont on notera la largeur et l'écartement, comme pour des bandes d'absorption spectrales. »[152]

Bien évidemment, l'argumentation de Locard s'étoffe d'exemples concrets.

- L'affaire Hodister voit Mme Crémieux assassinée. Son meurtrier est arrêté, car le moulage des mâchoires de la veuve a coïncidé avec les traces de morsures constatées sur les mains d'Hodister, l'un des prévenus.
- L'affaire X1 voit un détective de Boston découvrir une pomme avec des empreintes dentaires dedans sur un lieu de cambriolage. Habilement, ce dernier achète des pommes et en mange une. Il décide d'en offrir une à un noir qu'il a remarqué.

---

[151] Cf. Locard Edmond, *Traité de criminalistique*, Desvigne (éd.), Lyon, Vol. 2, 1932, pp. 580-593.

[152] Cf. Locard Edmond, *Traité de criminalistique*, Desvigne (éd.), Lyon, Vol. 2, 1932, pp. 580-593.

En l'observant, il constate que les morsures dans ce nouveau fruit sont identiques aux précédentes. Il décide d'arrêter aussitôt l'individu qui avoue son larcin.

- L'affaire Barbier voit la femme Barbier condamnée par la Cour d'assises de l'Aube le 22 février 1884 aux travaux forcés à perpétuité pour l'assassinat de son mari. Alors qu'elle l'étrangle, Barbier a la présence d'esprit de la mordre à la main. Cette marque suffira à la condamner[153].
- L'affaire X2 voit une trace de morsure dans une pomme sur le lieu d'un meurtre. La pomme est desséchée. Elle est conservée dans un mélange de formol à 12 %. Un moulage avec un mélange spécifique a permis d'innocenter des suspects par comparaison avec les moulages en plâtre de leurs mâchoires[154].
- L'affaire Magnanapoli se déroule à Rome en 1912. Le 23 avril, la police est appelée dans une pâtisserie. Des petits pains ont été mordus et présentent des traces dentaires très nettes. *« Les dents supérieures sont séparées en deux groupes de deux par une saillie de plus de 3 millimètres d'épaisseur. La dent médiane gauche était plus d'une fois et demie plus grande que la droite. À la mâchoire inférieure, l'empreinte d'une dent correspondait à la saillie médiane de la mâchoire supérieure. »* Un enfant sur place est identifié et arrêté aussitôt[155].
- L'affaire Doche se produit à Lyon. Une épicerie est dévastée. Une motte de beurre est entamée. On y trouve des traces de dents. Les dents sont reconnues. Ce sont celles d'un dénommé Doche. Ses empreintes digitales confirment sa culpabilité.

---

153 Cf. Locard Edmond, *Traité de criminalistique*, Desvigne (éd.), Lyon, Vol. 2, 1932, pp. 580-593.

154 Cf. Locard Edmond, *Traité de criminalistique*, Desvigne (éd.), Lyon, Vol. 2, 1932, pp. 580-593.

155 Cf. Locard Edmond, *Traité de criminalistique*, Desvigne (éd.), Lyon, Vol. 2, 1932, pp. 580-593.

Locard signale aussi des résultats similaires advenus dans des procédures judiciaires où l'identification d'une victime ou d'un coupable a reposé sur des habitudes comme l'usure d'un porte-cigare ou d'une pipe. Un banquier de Saint-Pétersbourg a été tué dans son propre cabinet. À côté du corps est trouvé un fume-cigare en écume brisé. Après examen, le juge d'instruction remarque deux traces d'usure visibles faites par les dents du fumeur. Le meurtrier est arrêté après avoir essayé le fume-cigare qui a vu ses dents s'adapter parfaitement[156].

Edmond Locard propose pour finir un classement des empreintes dentaires établi selon deux méthodes[157].
Au passage, il rappelle qu'en 1903, un dentiste de Dresde, Schwartz, a offert au service d'identité une méthode de mensurations des maxillaires. Elle est classée selon un principe élaboré par Bertillon et agrémentée d'une collection de moulages en plâtre[158]. Il a appelé sa méthode « prosopométrie ».

- Méthode de Thomson (1879)[159]

1/ Arc dentaire rectangulaire, rond, en V, ou combinaison des formes précédentes ;
2/ Largeur de l'arc dentaire (en centimètres) entre les premières molaires supérieures ;
3/ Hauteur de la voûte palatine mesurée à partir du plan de trituration des molaires supérieures ;
4/ Couleur et disposition des gencives ;
5/ Grandeur des dents : grandes, moyennes, petites, atrophiées ;
6/ Forme des dents : étroites ou larges, longues ou courtes ;
7/ Couleur des dents : blanc, blanc jaunâtre, jaune, bleuté ;

---

[156] Cf. Locard Edmond, *Traité de criminalistique*, Desvigne (éd.), Lyon, Vol. 2, 1932, pp. 580-593.
[157] Cf. Locard Edmond, *Traité de criminalistique*, Desvigne (éd.), Lyon, Vol. 2, 1932, pp. 580-593.
[158] Cf. Locard Edmond, *Traité de criminalistique*, Desvigne (éd.), Lyon, Vol. 2, 1932, pp. 580-593.
[159] Classification des empreintes dentaires proposées en 1879 par le Dr Alton H. Thomson du Kansas.

8/ Disposition irrégulière des dents ;
9/ Dents déficientes ;
10/ Plombages (indications de la position et de la matière employée) ;
11/ Cavités dues à la carie et non plombées ;
12/ Dents malades : dents mortes, abcès chroniques, pyorrhée alvéolaire ;
13/ Prothèse : porcelaine, couronnes d'or, bridges ;
14/ Fausses dents ;
15/ Particularités diverses : usure, dépressions, formes bi ou tricuspides, formes anormales.

- Odontométrie de Platschick (1894)[160]

1/ Largeur de la mâchoire supérieure entre les bords alvéolaires externes des dents de sagesse ;
2/ Largeur de la mâchoire supérieure mesurée entre le milieu de la ligne qui unit les tubérosités maxillaires en arrière des dents de sagesse et l'intervalle des incisives médianes ;
3/ Hauteur de la mâchoire supérieure ;
4/ Largeur de la mâchoire inférieure mesurée entre les angles des mâchoires ;
5/ Longueur de la mâchoire inférieure de la spina mentalis interna à l'angle des mâchoires ;
6/ Largeur des prolongements alvéolaires de la mâchoire inférieure au niveau de la dent de sagesse ;
7/ Longueur de l'arc dentaire de la mâchoire inférieure du milieu du maxillaire à la dent de sagesse mesurée à la hauteur du bord alvéolaire ;
8/ Hauteur de la mâchoire inférieure ;
9/ Écartement entre le processus condyloideus et le processus coroneideus de la mâchoire inférieure[161].

---

[160] Classification des empreintes dentaires proposée par le Dr Platschick au congrès de Rome en 1894.

[161] Cf. Locard Edmond, *Traité de criminalistique*, Desvigne (éd.), Lyon, Vol. 2, 1932, pp. 580-593.

Sur près de quinze pages dans son *Traité de criminalistique*, Edmond Locard nous livre un document d'une richesse exemplaire sur l'odontologie médico-légale.
Si l'Odontométrie de Platschick demeure un protocole complexe qui s'est évaporé dans les couloirs du temps, on peut aisément voir en la méthode de Thomson, les origines de ce que nous connaissons aujourd'hui sous le nom d'odontogramme ou de schéma dentaire, un outil indispensable à tous les experts du monde pour identifier une personne disparue sur une scène de crime ou de catastrophe.

Professeur Alexandre Lacassagne (1843-1924)

En 1921, le célèbre ponte de la criminologie française offre les 12 000 documents de sa collection personnelle à la bibliothèque de la Part-Dieu de Lyon.
Mais, qui est cet homme ?

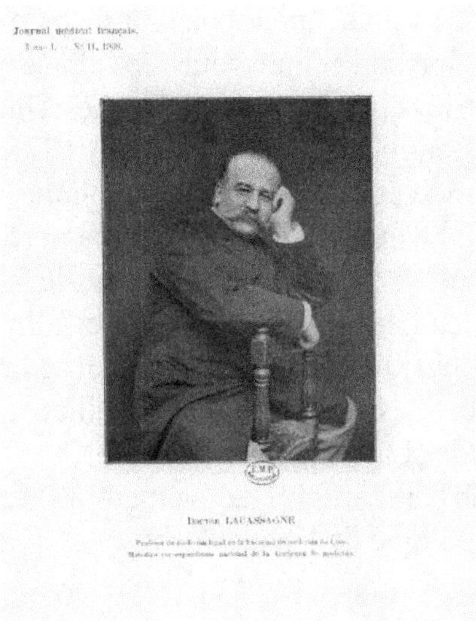

[162]

Il naît à Cahors le 17 août 1843. Ses parents tiennent l'hôtel du Palais royal de Cahors[163]. Il part le 31 décembre 1863 pour rejoindre l'école impériale de santé militaire de Strasbourg. En 1867, il est docteur en médecine. Sa thèse est intitulée *Les effets physiologiques du chloroforme*. Du 28 janvier au 31 décembre 1868, il est médecin stagiaire à l'école du Val-de-Grâce. Il passe un an et demi à l'hôpital militaire de Marseille,

---

[162] Cf. Bibliothèque interuniversitaire de Santé, CIPB1332, Paris, 2021.
[163] Cf. Frappa Amos, *Alexandre Lacassagne, médecin du crime*, Fage (éd.), 2019.

puis gagne l'Alsace en 1870. Là, il assiste à l'arrivée des Prussiens en France. L'hôpital militaire étant déplacé à Montpellier, Lacassagne le suit le 31 décembre 1870. Il y officie en tant que répétiteur. En mars 1872, il gagne la première place au poste d'agrégé section médecine de la Faculté de médecine. Le stage qui suit est raccourci le 22 décembre 1872. Il doit remplacer en urgence un collègue qui vient de mourir. Il est affecté à l'hôpital militaire de Sétif qu'il rejoint en 1873. Une fois là-bas, il étudie les bataillons d'Afrique composés essentiellement de soldats sanctionnés sur un plan disciplinaire. Il met à contribution son séjour pour reproduire près de 2 000 tatouages répertoriés chez ces soldats[164]. Il est muté à l'hôpital militaire de Constantine le 9 avril 1874. En 1875, il devient le secrétaire de la Société de médecine publique et d'hygiène professionnelle. Le 8 avril 1878, il est élu membre de la Société de médecine légale. Il est alors muté à Alger le 22 juillet. Le 3 juillet 1880, il candidate pour la chaire d'hygiène et de médecine légale. Une fois ce poste obtenu, il se fait placer hors cadre par l'armée. C'est chose faite le 30 juillet.
En 1879, Alexandre Lacassagne se marie.
Le 10 février 1881, il participe activement à l'ouverture de la Société d'anthropologie de Lyon.
En 1885, il adhère à la Société de médecine de Lyon. En 1886, il assure le lancement du journal *Les Archives de l'anthropologie criminelle* qui contribue à sa grande renommée. Cette même année, il est élevé au grade de chevalier de la Légion d'honneur. En 1893, sa femme meurt. Il a eu trois enfants avec elle.

Rappelons une de ses premières interventions judiciaires dans l'affaire de la malle à Gouffé[165].

---

[164] Cf. Frappa Amos, *Alexandre Lacassagne, médecin du crime*, Fage (éd.), 2019.
[165] Voir chapitre plus loin.

En 1894, lors de l'attentat contre le président de la République Sadi Carnot, il est à son chevet pour recueillir son dernier souffle. En 1898, il intervient lors du procès très médiatisé du criminel Joseph Vacher, un serial killer.
En 1902, l'affaire du tueur de femmes Henri Vidal est sa dernière intervention judiciaire de taille[166].

Le 2 juin 1896, il est fait membre de l'Académie des sciences, il obtient le premier fauteuil de la troisième section des sciences. En 1900, deux musées de médecine légale et d'anthropologie criminelle sont installés au premier étage du laboratoire. En 1902, Lacassagne inaugure le musée d'histoire de la médecine, sa création.
En 1914, il offre le musée d'histoire de la médecine à la faculté de médecine. Lacassagne en devient le conservateur.

En quête de compréhension, le Pr Lacassagne visite de nombreux criminels avec qui il noue des liens. Il recueille leurs témoignages et dessine leurs tatouages.
En 1878, Lacassagne adhère aux idées lombrosiennes. Son revirement survient dès 1882. Au cours d'une conférence devant la société d'anthropologie de Lyon, il affiche résolument sa désapprobation. Le criminel n'est pas, selon lui, un homme primitif, ni un être assimilé à une espèce animale, mais bien souvent *« un malheureux déshérité »*, ou encore un *« enfant abandonné. »* En 1885, lors du congrès d'anthropologie criminelle de Rome, il affiche résolument sa rupture avec les thèses de Lombroso. C'est un échec. Il faudra attendre le congrès suivant, celui de Paris en 1889, pour que sa position différente soit enfin acceptée. Cette année-là, il fonde la société des jeunes libérés datant de la monarchie de Juillet. Sa préoccupation est d'aider et de soutenir la réinsertion de jeunes à leur sortie de prison.

---

[166] Cf. Frappa Amos, *Alexandre Lacassagne, médecin du crime*, Fage (éd.), 2019.

En 1891, l'idée d'une école lyonnaise indépendante de celle italienne est reconnue.

En 1882, Lacassagne édicte un ensemble de règles à appliquer lors d'expertises au cours d'affaires d'empoisonnement. En 1892, il publie son propre vade-mecum : normes de publication, doute constant, collégialité et complémentarité. Il est à l'origine de l'Institut médico-légal de Lyon fondé en 1910, à l'origine de la police scientifique française. Son laboratoire de médecine légale dispose d'infrastructures de recherches et d'enseignement comprenant un amphithéâtre qui peut accueillir jusqu'à 40 personnes et qui en perpétuelle évolution[167].

À partir de 1878, date à laquelle les deux hommes se rencontrent lors d'un congrès de la société d'anthropologie de Paris, Lacassagne se prend d'amitié pour Alphonse Bertillon, dont le système anthropométrique constitue une véritable révolution. Lacassagne associe le Parisien aux *Archives*. Ils travaillent ensemble jusqu'à la mort de Bertillon en 1914. Aidé de Locard, il écrit un hommage vibrant à Bertillon.

Spécialiste des tatouages, des masques mortuaires, de la toxicologie et même de balistique, tous les aspects de la médecine légale l'interrogent et l'interpellent. Ses publications sont légion et ses sujets d'intérêt sont aussi variés que surprenants. Elles concernent l'argot, la mort de Jean-Jacques Rousseau ou celle de Sadi Carnot. Notre homme publie également de nombreux traités et articles de médecine légale.
Le 24 septembre 1924, il est renversé par une automobile sur la voie publique et meurt quelques mois plus tard des suites de cet accident.

---

[167] Cf. Frappa Amos, *Alexandre Lacassagne, médecin du crime*, Fage (éd.), 2019.

La thèse de doctorat en médecine d'Albert Dumur (1882)

Dans une thèse pour l'obtention du doctorat en médecine, intitulée *Des dents, leur importance et leur signification dans les questions médico-légales* et soutenue à la Faculté de médecine de Lyon en 1882, Albert Dumur, sous la présidence du Pr Alexandre Lacassagne, se livre à un véritable inventaire des techniques utilisées en odontologie médico-légale. Elle sort la discipline du côté anecdotique qui était le sien jusqu'alors et lui confère une dimension scientifique, légitime, voire professionnelle.

Indiscutablement, elle est la première du genre en France, l'œuvre de référence, et Albert Dumur, bien qu'inconnu, en assume indubitablement l'entière paternité. Pour celle-ci, il est parti à la rencontre de vrais criminels condamnés et a réalisé ses propres expérimentations.

Après une première partie qui développe des rappels sur l'anatomie dentaire, les diverses pathologies qui peuvent toucher l'organe dentaire ou autres malpositions, Albert Dumur, dentiste né à Thonon en Haute-Savoie, qui aurait travaillé dans le canton de Vaud en Suisse (1899), docteur de l'Université de Zurich, pour lequel cependant nous n'avons que très peu de renseignements, entreprend une étude anthropologique dans un premier temps.

À la fin de ses descriptions anatomiques, Dumur s'attarde sur les thèses lombrosiennes qui présentent des statistiques dentaires voulant classer les dents des individus et affirmant qu'il y a, selon Lombroso l'Italien dont nous avons déjà parlé, un morphotype précis en fonction de l'aliénation du criminel[168].

[168] Cf. Lombroso Cesare, *L'homme criminel*, Félix Alcan (éd.), Paris, 1887.

On retrouvera ses thèses bien plus tard dans les préceptes inculqués par les nazis pour recenser et éliminer les aliénés mentaux. Les dents deviendront alors un motif de discrimination suffisant.

Dumur s'applique donc à déterminer la véracité des assertions des arguments de Lombroso. Au laboratoire de médecine légale, il examine 16 têtes décapitées de criminels d'âges variables oscillant de 22 à 50 ans. Ses conclusions sont beaucoup plus circonspectes : *« D'après ce que nous venons de voir sur ces 16 têtes de criminels, il semble que le grand volume des canines est comme l'indique Lombroso un caractère assez fréquent. Puis, viendraient la largeur des incisives, leur projection et la forte saillie produite par leurs racines. Quant aux diverses anomalies que nous avons rencontrées, toute conclusion serait prématurée vu le petit nombre de matériaux dont nous pouvions disposer. »*[169]

Cherchant à être complet, Dumur détaille également les morphologies des dents animales.

Puis, vient la notion d'identité. Très actuel, Dumur évoque le rôle de l'expert, sa mise en action face à des situations extrêmes comme la découverte d'un crâne, d'une tête séparée de son corps ou d'un morceau de mâchoire, voire d'une dent isolée qui est une source inestimable d'informations. Il doit également intervenir lors d'exhumation judiciaire ordonnée des années après le décès de l'individu. À ce titre, il signale diverses affaires, comme l'affaire Tichborne survenue dans les années 1860-1870 en Angleterre[170]. En 1854, Roger Tichborne décède lors d'un naufrage. Il est l'héritier d'une immense fortune. En 1866, un boucher revendique être Roger

[169] Cf. Dumur Albert, *Des dents, leur importance et leur signification dans les questions médico-légales*, Thèse Doct. Méd., Lyon, 1882, pp. 41-44.

[170] Cf. Dumur Albert, *Des dents, leur importance et leur signification dans les questions médico-légales*, Thèse Doct. Méd., Lyon, 1882, pp. 54-55.

Tichborne. S'ensuivent de longues procédures judiciaires au cours desquelles la question de l'apparition d'une dent de sagesse sera soulevée incidemment par le juge Cockburn.

Arrive l'appréciation de l'âge, du sexe et de la race. Dumur s'attarde sur la datation de l'âge chez les fœtus et bébés qui subissent toutes formes de violences familiales. La connaissance des stades d'évolution de l'embryologie permet assurément de répondre le stade d'évolution de l'embryon. Étant décédé, cet examen impose la réalisation de coupes.
Chez un enfant dont l'éruption dentaire a débuté, un simple examen buccal suffit. Mais, la survenue d'éléments pathologiques ou autres peuvent retarder ou avancer l'évolution. Dumur cite une étude anglaise qui stipule que sur 708 enfants, 389 ont la dentition de leur âge. 530 ont vu leur âge évalué précisément grâce à leurs dents. Sur 338 enfants de 13 ans, 294 ont vu leur âge estimé correctement. D'autres études sur un nombre similaire d'enfants ont abouti à des résultats similaires. Après 13 ans et l'éruption des deuxièmes molaires, selon lui, les dents ne renseignent que peu. Est considérée adulte une personne avec ses quatre dents de sagesse. La chute des dents et le nivellement osseux qui en résulte, l'usure sont aussi des paramètres d'estimation dont l'expert doit tenir compte. La chute des dents accompagnée de déformation des mâchoires traduit l'âge avancé de la personne.
À propos du sexe d'un individu, les femmes ont des dents généralement plus petites que les hommes. Les mandibules sont aussi moins lourdes. Enfin, les mutilations ethniques renseignent sur les origines ou la race d'un individu[171].
Dumur s'attarde sur l'identité professionnelle et décrit les maladies professionnelles. Nous sommes alors en 1882. Les personnes intoxiquées par le plomb présentent sur leurs dents

---

[171] Cf. Dumur Albert, *Des dents, leur importance et leur signification dans les questions médico-légales*, Thèse Doct. Méd., Lyon, 1882, pp. 57-60.

une coloration gris-bleuâtre plus ou moins noirâtre quand il est intense, avec un liseré gingival bleuâtre au collet. Un liseré analogue est retrouvé chez les personnes intoxiquées par le nitrate d'argent. Cela concerne par exemple les cérusiers travaillant la céruse sèche, les polisseuses de verre…
Bien sûr, l'intoxication au mercure est évoquée. Une stomatite mercurielle aiguë apparaît : les gencives se gonflent, les dents vacillent, les collets présentent un cercle rouge vif, un enduit grisâtre se dépose sur les dents et la muqueuse, l'haleine devient fétide. Les dents bougent et finissent par tomber. Les principaux concernés sont les ouvriers qui travaillent dans les mines à extraction de mercure[172].
De même, chez les ouvriers qui travaillent le cuivre, il apparaît un liseré gingival bleu-verdâtre, des taches verdâtres sur les dents. Il suffit de deux ou trois mois en contact.
Les préparations à base de fer noircissent les dents. Le phosphore, l'arsenic ou encore l'iode sont responsables de gingivites avec des déchaussements. Les vapeurs d'acide chlorhydrique inhalées par les ouvriers dans les fabriques de soude ont des actions néfastes sur les incisives qui sont rongées jusqu'au collet alors que les molaires, à distance, demeurent intactes.
Le tabac colore les dents en brun. Ceci est plus marqué si l'hygiène bucco-dentaire laisse à désirer. Il convient de signaler les marques d'usure laissées sur les dents par les tuyaux de pipe. Ce sont essentiellement les canines et les incisives latérales qui sont concernées[173]. Bouche fermée, une ouverture losangique est perceptible.

---

[172] Cf. Dumur Albert, *Des dents, leur importance et leur signification dans les questions médico-légales*, Thèse Doct. Méd., Lyon, 1882, pp. 61-64.
[173] Cf. Dumur Albert, *Des dents, leur importance et leur signification dans les questions médico-légales*, Thèse Doct. Méd., Lyon, 1882, pp. 65-70.

Mathieu Orfila (1787-1853), le doyen de la Faculté de médecine de Paris, spécialiste de médecine légale intervenant dans de nombreuses affaires judiciaires rappelle : *« Le 1er août 1828, les Drs Laurent, Noble et Vitry sont requis pour procéder à l'exhumation et à l'examen d'ossements trouvés enfouis dans une cave. Le corps a été inhumé en août 1825 et les ossements n'ont été retrouvés que le 12 juillet 1828. Il est établi que Louis Guérin a tué son frère Louis qui boitait légèrement et fumait une pipe en terre. » « Les deux incisives offrent conjointement avec les canines qui leur sont contiguës une perte de substance de forme demi-circulaire qui semble avoir été produite par le frottement longtemps continué d'un corps dur et cylindrique que nous pensons devoir être un tuyau de pipe. » « Deux canines très fortes chevauchent sur les dernières incisives et forment une saillie considérable. Entre ces dernières dents et les petites molaires se trouve une échancrure complétant l'ouverture circulaire qui recevait le tuyau de pipe… »* Cette particularité a été signalée à l'audience par un témoin qui avait conseillé à son propriétaire de se faire arracher la dent. Confronté à la mâchoire, ce témoin a identifié la victime.

L'auteur rappelle la prédisposition carieuse des malades atteints de diabète, des femmes enceintes et chez les malades qu'il dénomme des « idiots ».

Vient ensuite l'identification par les soins dentaires, aurifiés ou non, et par les prothèses dentaires. Dumur rappelle l'histoire de Powell, puis celle de Parkmann. *« Un chasseur du nom de Powell est parti chasser le lion en Abyssinie. Au bout de quelque temps, il n'y a plus de nouvelle de l'expédition. Les Européens ont été massacrés par une tribu africaine. L'un de ses frères finit par partir sur les traces de son frère disparu. Arrivé dans une tribu, il reconnaît le chapeau de sa belle-sœur sur la tête de l'épouse du chef qui lui raconte le massacre et lui fait voir les têtes des suppliciés. Avant son départ, il s'est fait enlever des dents et s'est fait aurifier plusieurs dents par un dentiste de Southampton. Ce dernier a reconnu ses soins et donc le crâne. Il n'a pas hésité à prêter serment. Il disposait toujours de l'empreinte en cire de Powell qu'il a présentée. Celle-ci s'appliquait parfaitement au crâne ramené d'Abyssinie. L'identification a été avalisée par la justice et les problèmes liés au partage de l'héritage ont été résolus. »*

« Le Pr Parkmann disparaît le 23 novembre 1849. Son collègue Webster est tout de suite soupçonné. Après perquisition à l'école de médecine, des restes calcinés sont découverts ainsi qu'une prothèse dentaire qui est identifiée par le dentiste de Parkmann. C'est la première identification par les dents avalisée par la justice américaine. »[174]

Dumur évoque aussi le dommage corporel. Selon lui, un médecin expert[175] doit apprécier et évaluer les traumatismes, ainsi que les conséquences qui en résultent pour les victimes : arrachement complet, luxations, fractures, contusions… En France, la législation s'intéresse plus au dommage causé, qu'au dommage possible[176]. *« La perte de plusieurs incisives peut être très préjudiciable à une jeune fille en raison de la difformité qui en résulte, mais on ne doit pas oublier non plus*

---

[174] Cf. Dumur Albert, *Des dents, leur importance et leur signification dans les questions médico-légales*, Thèse Doct. Méd., Lyon, 1882, pp. 70-73.

[175] Notez que l'auteur ne mentionne pas un dentiste expert, mais parle plutôt d'un médecin expert. Le dentiste n'est pas encore reconnu en tant qu'expert médico-légal. Rappelons que le statut de ce praticien n'est confirmé qu'en 1892 avec la Loi Brouardel qui oblige tout dentiste futur à suivre une formation dans une Faculté de médecine sanctionnée à son terme par un examen. La profession, si elle existe et a fait ses preuves, est donc, malgré tout, balbutiante à cette époque.

[176] Nous sommes en 1882. La législation a bien changé depuis.

que la prothèse est capable de réparer dans une certaine mesure la perte de quelques dents[177]*. »*

Le médecin expert peut aussi être sollicité par l'armée quand cela est jugé nécessaire.
Le règlement militaire prévoit, dans l'instruction militaire de 1873, les causes d'exemption de service militaire[178]. Au § 68, les dents sont bien sûr citées : *« la perte ou la carie des dents incisives et canines d'une mâchoire, la perte, la carie ou le mauvais état de la plupart ou d'un grand nombre de dents quand ces conditions s'accompagnent de ramollissement, d'ulcération chronique des gencives quand la constitution est faible et détériorée et que les dents existantes sont insuffisantes pour la mastication et la prononciation. »* Il revient au médecin expert de déterminer si l'absence des dents concernées est d'origine frauduleuse ou non[179].

Des observations sont également émises sur les calcinations des dents. Dumur a réalisé ses propres expérimentations, mais il s'appuie aussi sur une étude effectuée sur les corps de l'incendie du Ringtheater de Vienne[180]. Survenu en 1881, il a vu la mort de 449 personnes. *« Les calcinations des dents*

---

[177] Cf. Dumur Albert, *Des dents, leur importance et leur signification dans les questions médico-légales*, Thèse Doct. Méd., Lyon, 1882, pp. 74-75.

[178] Une instruction militaire de 1862 mentionne déjà cette spécificité. On peut signaler que des instructions similaires ont permis à de nombreux jeunes de ne pas partir au combat pendant les guerres napoléoniennes. Elles sont à l'origine de l'expression française « les dents du bonheur ».

[179] Cf. Dumur Albert, *Des dents, leur importance et leur signification dans les questions médico-légales*, Thèse Doct. Méd., Lyon, 1882, pp. 76-77.

[180] L'incendie du Bazar de la Charité ne survient qu'en 1897. Bien sûr dramatique, il sera pourtant essentiel en France dans la compréhension des dégradations survenues sur les dents lors de calcinations.

existent à différents degrés. » Dumur en décrit chaque stade[181].

Puis, viennent les morsures. Elles se produisent lors de rixes et concernent principalement les parties découvertes du corps (mains, nez, oreilles). Dumur cite un certain nombre d'exemples répertoriés sur les vivants ayant généré des plaies importantes et les traitements (sutures) qui en ont découlé. Il évoque les conséquences médicales comme la septicémie ou encore le tétanos qui sont arrivées après. Nous sommes là revenus à une approche médico-légale du dommage corporel. L'auteur s'intéresse de même aux animaux[182].
Il aborde alors le rôle du médecin expert qui doit répondre à deux questions : *« 1/ La lésion constatée est-elle le fait d'un animal et en cas d'affirmative de quel animal s'agit-il ? 2/ Quelle est la gravité de la blessure ? »*
La mesure comparative de la distance entre canines chez deux espèces différentes de chien est un moyen aisé de déterminer laquelle est responsable d'une morsure.
Il doit également estimer la gravité des complications éventuelles qui découlent de pareille morsure, sachant que la mort peut découler d'une morsure de gros chien. Des morsures d'ânes, de chevaux et de rongeurs sont aussi évoquées. Elles sont souvent mortelles. La difficulté réside dans le diagnostic différentiel que l'expert doit produire. L'erreur est facile. *« L'expert appelé à se prononcer dans un cas de morsure doit*

---

[181] Cf. Dumur Albert, *Des dents, leur importance et leur signification dans les questions médico-légales*, Thèse Doct. Méd., Lyon, 1882, pp. 78-79.
[182] Cf. Dumur Albert, *Des dents, leur importance et leur signification dans les questions médico-légales*, Thèse Doct. Méd., Lyon, 1882, pp. 84-85.

toujours avoir présent à l'esprit la possibilité de la contagion[183]. »

Dumur termine sa thèse en évoquant les intoxications au phosphore. Selon lui, *« quelques auteurs considèrent la dent malade comme la voie par laquelle le phosphore pénètre dans l'organisme et va provoquer l'ostéite ou la nécrose des maxillaires. L'expert pourra dans quelques cas utiliser cette circonstance pour atténuer la responsabilité d'un industriel assigné en dommages et intérêts par un ouvrier présentant des accidents du côté des maxillaires*[184]. »

Il est indiscutable que la thèse d'Albert Dumur fait office de précurseur en matière d'Odontologie médico-légale judiciaire en France. Alexandre Lacassagne, en étant son président du jury, démontre une fois de plus son érudition, son ouverture d'esprit et sa franche connaissance de tous les aspects de la médecine légale. Cette thèse qui fait partie du fonds Lacassagne enregistré dans les archives de la ville de Lyon démontre que l'école lyonnaise fondée par ce dernier est bien à l'origine de toutes les disciplines qui composent la médecine légale française et que son rayonnement a été en tous points exceptionnel. Même encore aujourd'hui.

Quand on lit aujourd'hui des ouvrages récents comme *Les cahiers d'odontologie médico-légale* (5 tomes ; 2001-2015) édités à Poitiers, on constate que cette thèse n'a rien à leur envier bien qu'elle ait été écrite près de 150 ans avant. Bien sûr, cette thèse tient compte de la réalité de son époque et *Les Cahiers* développent évidemment toutes les évolutions

---

[183] Cf. Dumur Albert, *Des dents, leur importance et leur signification dans les questions médico-légales*, Thèse Doct. Méd., Lyon, 1882, pp. 84-97.

[184] Cf. Dumur Albert, *Des dents, leur importance et leur signification dans les questions médico-légales*, Thèse Doct. Méd., Lyon, 1882, pp. 97-98.

techniques et judiciaires survenues entretemps dans un contexte très contemporain.

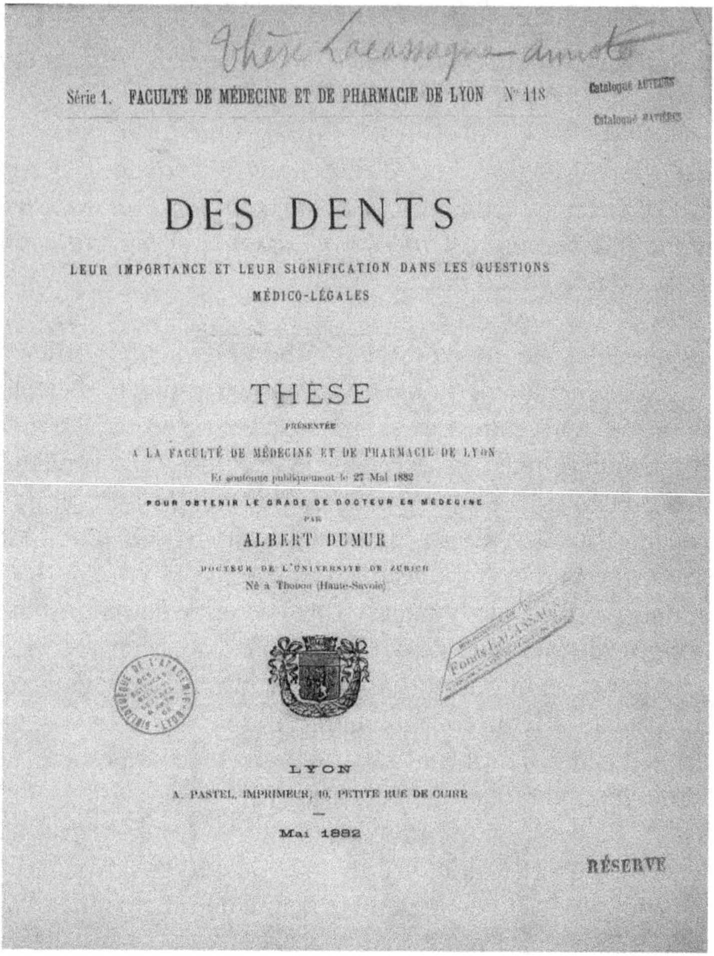

Thèse Lacassagne annotée

Série 1. FACULTÉ DE MÉDECINE ET DE PHARMACIE DE LYON N° 118

Catalogué AUTEURS

Catalogué MATIÈRES

DES DENTS

LEUR IMPORTANCE ET LEUR SIGNIFICATION DANS LES QUESTIONS MÉDICO-LÉGALES

THÈSE

PRÉSENTÉE

A LA FACULTÉ DE MÉDECINE ET DE PHARMACIE DE LYON

Et soutenue publiquement le 27 Mai 1882

POUR OBTENIR LE GRADE DE DOCTEUR EN MÉDECINE

PAR

ALBERT DUMUR

DOCTEUR DE L'UNIVERSITÉ DE ZURICH

Né à Thonon (Haute-Savoie)

LYON

A. PASTEL, IMPRIMEUR, 10, PETITE RUE DE CUIRE

Mai 1882

RÉSERVE

La malle à Gouffé

Les préceptes défendus par cette dernière thèse de doctorat ont été bien évidemment mis en application sur des scènes de crime. En voici un exemple qui a rendu le Pr Lacassagne célèbre. Il a été mentionné par absolument tous les auteurs concernés, les médias de l'époque et les légistes universitaires. On peut sans peine affirmer que cette affaire est la référence médico-légale privilégiée bien avant l'incendie du Bazar de la Charité. Indubitablement.
Le 26 juillet 1889, un fonctionnaire parisien réputé de la rue Montmartre disparaît. Il s'agit de Toussaint-Augustin Gouffé, un huissier de justice. C'est un veuf respectable qui multiplie les conquêtes féminines. Le 13 août 1889, un corps dans un gros sac de toile tissé est retrouvé. Une première autopsie qui n'aboutit pas à l'identification du corps est diligentée le 14 août. Le 13 novembre, le dossier est confié au Pr Alexandre Lacassagne qui réalise une seconde autopsie. Cette fois-ci, le corps est identifié. L'huissier disparu vient d'être retrouvé. Après une enquête approfondie, les responsables de sa mort sont vite découverts. Il s'agit de Michel Eyraud qui s'enfuit et de Gabrielle Bompard. Le premier est arrêté sur le continent américain, est extradé, puis guillotiné le 3 février 1891. La seconde est condamnée à vingt années de travaux forcés.
Pendant près d'une année, cette affaire connaîtra de nombreux rebondissements dont la presse française se fera l'écho.
Dans les *Archives de l'Anthropologie criminelle*, le Pr Alexandre Lacassagne raconte son enquête. Il s'attarde sur l'étude dentaire de la victime[185].
Le corps a été bâillonné. Un morceau de papier ayant servi à museler le défunt a été retrouvé. Il est imprégné de sang. Afin

[185] Cf. Lacassagne Alexandre, « L'affaire Gouffé », in *Archives de l'anthropologie criminelle*, 1891 ; 6 : 21-22.

de rechercher si ce bout de papier a été employé pour *« tamponner ou bâillonner la bouche de Gouffé, nous avons d'abord mesuré les dents du maxillaire supérieur d'un moulage en plâtre de la mâchoire de cet homme et nous avons ensuite examiné si les dents de ce maxillaire s'adaptaient exactement avec les empreintes observées sur le papier ».*
« Les dents du maxillaire supérieur sont au nombre de 15 ; la seule qui manque est la troisième molaire droite. Les deux incisives médianes sont séparées par un intervalle ayant la forme d'un triangle dont la base reposant sur le bord de l'alvéole mesure une largeur de 5 millim. Ces deux dents ont au niveau de leur partie tranchante une largeur de 9 millim. et une épaisseur de 1 millim. Les autres dents ne présentent aucune particularité notable[186]*. »*
À la mandibule, *« les dents sont complètes et ne présentent aucune particularité notable. En superposant les deux maxillaires aussi exactement que possible avec les deux moulages, on constate que les incisives supérieures chevauchent légèrement sur les inférieures. Ce chevauchement existait-il sur la mâchoire de Gouffé pendant la vie ; c'est ce qu'il ne nous est pas possible d'affirmer parce que les moulages qui nous ont été communiqués ne peuvent donner qu'une idée imparfaite de la façon dont étaient anatomiquement articulés les deux maxillaires. Il est cependant probable que ce chevauchement existait réellement si nous tenons compte des deux incisives médianes du maxillaire supérieur. En plaçant le morceau de papier entre les deux maxillaires et en appuyant légèrement sur le maxillaire supérieur, nous constatons que la partie tranchante des deux médianes n'est pas en coïncidence absolue avec les deux empreintes si nettement dessinées sur le papier ; les dimensions de ces dents en épaisseur et en largeur sont bien à peu de chose près les*

---

[186] Cf. Lacassagne Alexandre, « L'affaire Gouffé », in *Archives de l'anthropologie criminelle*, 1891 ; 6 : 21-22.

mêmes que celles des empreintes du papier ; mais nous n'avons aucune preuve certaine que les empreintes en question aient été faites par les dents de Gouffé. »[187]

[187] Cf. Lacassagne Alexandre, « L'affaire Gouffé », in *Archives de l'anthropologie criminelle*, 1891 ; 6 : 21-22.
D'autres éléments de cette affaire seront cités dans la thèse de doctorat de Maurice Merciolle (1891). Voir le prochain chapitre.

La thèse de doctorat en médecine de Maurice Merciolle (1891)

Tout comme la thèse de Dumur, celle de Merciolle débute par une étude embryonnaire et enfantine de la dentition. L'objectif est bien sûr de dater l'âge du corps d'un enfant qui pourrait être découvert sur une scène de crime ou de catastrophe. L'apparition des follicules dentaires est datée précisément dans la vie intra-utérine, étape après étape. Vient ensuite la formation des dents chez le bébé et les dates de leurs éruptions. Arrive la petite enfance avec la chute des dents de lait et la poussée des dents permanentes. Vers 10-11 ans, les dents de lait sont parties, nous sommes en dentition adulte. Il n'y a que des dents permanentes. La détermination de l'âge est aisée chez le fœtus, l'enfant et jusqu'à l'âge adulte. Elle devient hasardeuse après[188].

Merciolle ajoute que la différenciation sexuelle porte principalement sur le poids du maxillaire inférieur qui est plus lourd chez l'homme que chez la femme. *« Des études sur 172 mandibules ont démontré que la moyenne de poids des mandibules masculines est de 80 grammes et de 63 grammes pour celles des femmes. »*

Puis, Merciolle décrit les anomalies de nombre susceptibles de faciliter une identification. Il rapporte notamment que, dans l'affaire Gouffé, le Pr Lacassagne a appris que le notaire Gouffé s'était fait arracher une dent, la première molaire supérieure droite. Après examen du corps retrouvé à Millery,

---

[188] Cf. Merciolle Maurice, *Appréciation de l'examen médico-légal de la dentition dans les questions d'identité*, Thèse Doct. Med., Lyon, 1891, pp. 1-16.

Lacassagne a pu constater que cette dent lui faisait défaut[189]. Cela a-t-il été suffisant pour identifier formellement le cadavre ? Assurément non pour le Pr Lacassagne qui s'est employé à chercher d'autres éléments afin d'affiner sa conviction.

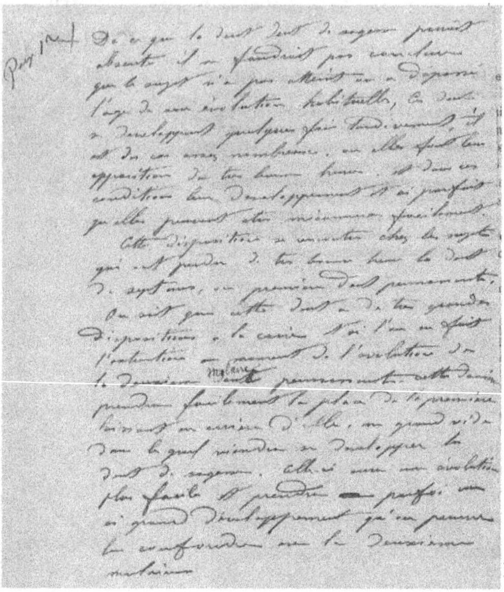

[190]

[189] Cf. Merciolle Maurice, *Appréciation de l'examen médico-légal de la dentition dans les questions d'identité*, Thèse Doct. Med., Lyon, 1891, pp. 17-20.

[190] Cf. Merciolle Maurice, *Appréciation de l'examen médico-légal de la dentition dans les questions d'identité*, Thèse Doct. Med., Lyon, 1891.

Commentaire écrit manuellement par le Pr Lacassagne dans la thèse de Maurice Merciolle intercalé en page 12. Ce commentaire démontre, s'il en était besoin, le degré d'implication du Pr Lacassagne dans cette thèse et sur un tel sujet. *« De ce que la dent de sagesse parait absente, il ne faudrait pas conclure que le sujet n'a pas atteint ou a dépassé l'âge de son évolution habituelle... »*

Puis, Merciolle relate différentes études, dont celle de Magitot (1877), qui traitent de nombreux cas d'agénésies dentaires retrouvées dans une même famille, sur plusieurs générations de personnes et qui concernent les mêmes dents absentes[191]. Mais, il y a aussi les dents surnuméraires qui peuvent être des sources de renseignements essentiels. Merciolle signale un séminaire en Écosse en 1885 où un Français de 35 ans a été présenté qui avait six incisives surnuméraires[192]. Il rappelle aussi les anomalies de volume en précisant que le musée de Londres dispose de quatre incisives centrales supérieures au volume démesuré alors que l'arcade est normale. Il n'omet pas non plus les anomalies de direction et de disposition des dents qui sont autant de marqueurs potentiels d'identification d'un individu. Il signale aussi la possibilité d'avoir des maxillaires de taille différente ou d'orientation divergente[193]. L'affaire Gouffé est de nouveau mentionnée, car le Pr Lacassagne n'a rien négligé dans son approche du corps de Millery, comme nous l'avons déjà évoqué. Ce dernier affirme : *« Mlle Gouffé dit que les dents de la mâchoire supérieure étaient assez écartées. Les dents du milieu étaient plates et larges..., Mlle Gouffé croit la disposition des dents de la mâchoire supérieure de son père si caractéristique qu'elle ajoute : si j'avais pu voir la mâchoire ou la moulure de la mâchoire, je la reconnaîtrais bien certainement... Je me souviens que quand il riait, dit M. le Dr Hervieux, les incisives supérieures ;*

[191] Cf. Magitot Emile, *Traité des anomalies du système dentaire chez l'homme et les mammifères*, Masson (éd.), Paris, 1877.
Médecin français qui s'est spécialisé dans les maladies de la bouche, Magitot (1833-1897) a été membre de l'Académie de médecine.

[192] Cf. Merciolle Maurice, *Appréciation de l'examen médico-légal de la dentition dans les questions d'identité*, Thèse Doct. Med., Lyon, 1891, pp. 25.

[193] Edward Hartley Angle (1855-1930), un dentiste américain, ne réalise sa classification des malocclusions et malpositions dentaires qu'en 1899. Elle porte son nom et est toujours d'actualité à ce jour pour tous les orthodontistes du monde.

les moyennes surtout apparaissent longues et écartées. À l'exhumation, on constate que les mâchoires sont fortes, la dentition est bonne... La mâchoire supérieure possède toutes ses dents sauf la première grosse molaire droite. Les deux incisives médianes sont fortes, proéminentes d'une manière remarquable et paraissent légèrement ébréchées à leur bord libre. »[194]

Outre la méticulosité du rapport de son auteur qu'il convient de relater ici, celui-ci préfigure tout ce qui sera mis en place au cours du XXe siècle par les dentistes experts qui se succéderont : la quête des éléments ante-mortem auprès des proches et des praticiens de famille, puis des éléments post-mortem recueillis directement sur le corps à des fins de comparaison. Si le résultat est positif, le corps retrouve ainsi son identité.

Merciolle rapporte que Magitot, lors de la séance du 1er avril 1880 auprès de la Société d'anthropologie, s'est livré à une étude de l'usure des dents. Ce dernier a distingué *« trois sortes d'usures : une transversale, une oblique interne et une oblique externe. »* Il aborde également la question du bruxisme qui serait consécutive à une usure transversale selon lui[195].

Les usures obliques ont été retrouvées sur des dents dans des sépultures en Égypte et en Afrique. Alphonse Laveran (1845-1922) découvre le parasite protozoaire responsable du paludisme en 1880. Il reçoit le prix Nobel de médecine pour cela en 1907. Alors qu'il est cantonné à l'hôpital militaire de Biskra, il relate la visite d'un Arabe dénutri qui présente une très forte usure des dents. Il ne vit que de graines qu'il doit broyer entre ses dents abîmées. Les graines sont si dures que

---

[194] Cf. Merciolle Maurice, *Appréciation de l'examen médico-légal de la dentition dans les questions d'identité*, Thèse Doct. Med., Lyon, 1891, p. 34.

[195] Cf. Merciolle Maurice, *Appréciation de l'examen médico-légal de la dentition dans les questions d'identité*, Thèse Doct. Med., Lyon, 1891, pp. 36-41.

ses dents s'usent anormalement à les écraser. L'alimentation en Europe, mieux cuisinée, favorise moins une telle usure. Elle est similaire chez les Esquimaux au niveau de leurs incisives, car ils doivent déchirer des aliments très résistants.
Merciolle mentionne aussi les échancrures constatées au niveau des incisives. L'usage du tabac a été reconnu sur les dents de Gouffé.
De même que Dumur, notre auteur rappelle les professions chez qui sont retrouvées des marques spécifiques au niveau des dents. À savoir les cordonniers, les verriers, les souffleuses de perles[196], et aussi les dessinateurs, les maîtres d'école qui conservent leur crayon entre les dents.
S'inspirant de son prédécesseur, Merciolle signale également les lésions bucco-dentaires rencontrées chez les ouvriers travaillant le plomb, le mercure, le cuivre ou le phosphore. Lacassagne rapporte, dans son *Précis de médecine judiciaire* (1878), l'exemple d'un terrassier de Sétif qui a absorbé une charge de grains de plomb n° 4. Un liseré saturnin (gris bleuâtre au collet gingival des dents) est apparu huit jours après sur la mâchoire inférieure.
À propos du cuivre, Merciolle rappelle une étude sur les horlogers qui présentent *« tous des dents maculées d'un vert plus ou moins foncé ». « Cette coloration (bleu verdâtre) recouvre la base des dents chez les ouvriers qui travaillent le cuivre et même chez ceux qui ne font que le manier. »*
Magitot, dans les *Comptes-rendus de l'Académie des Sciences* en 1875, rapporte des cas de nécroses dentaires phosphorées chez les ouvriers travaillant dans les fabriques d'allumettes[197]. Les gencives et les dents en sont terriblement altérées.

---

[196] Cf. Merciolle Maurice, *Appréciation de l'examen médico-légal de la dentition dans les questions d'identité*, Thèse Doct. Med., Lyon, 1891, pp. 46-47.
[197] Cf. Merciolle Maurice, *Appréciation de l'examen médico-légal de la dentition dans les questions d'identité*, Thèse Doct. Med., Lyon, 1891, pp. 50-52.

L'arsenic génère une périostite qui peut aller jusqu'à la nécrose des maxillaires. *« L'acide arsénieux employé intempestivement dans une carie pénétrante peut amener une périostite fort grave*[198]. »
L'exposition régulière à des acides *« est dangereuse pour la bonne conservation des dents »*. Elle est constatée chez les décapeurs de tuyaux à gaz, les ouvriers qui travaillent dans les fabriques de soude artificielle et chez les ouvrières qui pèlent les oranges vertes. Les dents sont détruites rapidement.
Chez les morphinomanes, les dents se carient au niveau de leurs faces triturantes et sont détruites progressivement[199].

Merciolle poursuit en rappelant que la coloration des dents est un signe de solidité ou d'altérabilité. *« Ainsi, les dents blanc-bleuâtre ou lactées sont généralement délicates ou peu résistantes. »* Ce sont usuellement celles qui accompagnent les phtisiques. Il note aussi que des érosions sont aperçues sur les dents des syphilitiques. Elles apparaissent sur une certaine hauteur de la dent et ne sont visibles que *« sur les dents homologues d'une même mâchoire ou des deux mâchoires »*[200].
Magitot décrit trois formes d'érosions : une échancrure, une zone étroite ou large, des sillons parallèles.
Merciolle continue avec les problèmes bucco-dentaires consécutifs à diverses maladies. C'est notamment le cas du diabète. Ceux-ci ont été observés en 1807. La perte de support osseux est bien réelle et s'accompagne de la chute des

---

[198] Les arsénieux, employés en cabinet dentaire pour tuer les nerfs dentaires atteints de pulpite et jugés alors dangereux, n'ont été interdits que dans les années 1970-1980.
[199] Cf. Merciolle Maurice, *Appréciation de l'examen médico-légal de la dentition dans les questions d'identité*, Thèse Doct. Med., Lyon, 1891, pp. 53-57.
[200] Cf. Merciolle Maurice, *Appréciation de l'examen médico-légal de la dentition dans les questions d'identité*, Thèse Doct. Med., Lyon, 1891, pp. 58-59.

dents[201]. Sur un cadavre, il est facile d'objectiver les lésions buccales causées par le diabète. Le périoste se décolle dans la partie atteinte exposant le cément. Ce dernier se résorbe suite à une nécrose et expose la dent de telle sorte que la dentine est à l'air libre. La nécrose gagne la pulpe dentaire et colore la dent qui prend une teinte grisâtre.
Chez les malades de la goutte, l'usure des dents peut être si importante que les dents, ou du moins ce qu'il en reste, affleurent à peine la surface gingivale. Chez les rachitiques, des anomalies de formation de l'émail sont objectivables. Chez les enfants, de nombreux retards d'éruption sont remarqués. Les études sur l'acromégalie ont démontré la présence d'un maxillaire inférieur plus proéminent que le supérieur. Cette déformation est constante.

Ensuite, Merciolle s'attarde sur les dents des idiots. Des recherches ont prouvé que 12 % des bouches sont irrégulières chez eux : proéminence d'une des mâchoires, excessivité ou arrêt du développement des arcades. Chez les dents des prostituées, des encombrements dentaires ont été vus chez 62 d'entre elles sur un échantillon de 150 individus. D'autres anomalies sont notées : agénésies, division congénitale palatine, etc. Les travaux de Dumur sur les dents des criminels sont aussi rappelés[202].

Merciolle poursuit en insistant sur la nécessité de faire « des moulages des mâchoires. *« Si un individu peut, s'il possède quelque habileté, modifier complètement l'aspect de sa physionomie, il lui sera beaucoup plus difficile, pour ne pas dire*

[201] Cf. Merciolle Maurice, *Appréciation de l'examen médico-légal de la dentition dans les questions d'identité*, Thèse Doct. Med., Lyon, 1891, pp. 67-68.
[202] Cf. Merciolle Maurice, *Appréciation de l'examen médico-légal de la dentition dans les questions d'identité*, Thèse Doct. Med., Lyon, 1891, pp. 70-84.

impossible de changer, de changer la forme de son maxillaire. (...), Mais, les dents qui auront persisté pourront conserver des caractères capables de les faire reconnaître. » Selon Merciolle, cette méthode *« devrait être employée plus souvent et pourrait, dans certains cas, s'ajouter à celle de M. Bertillon. D'après les dentistes, le moulage de la mâchoire permettrait de reconstituer l'identité d'une façon tout aussi précise que les mensurations. » « Nous ne demandons pas que l'on prenne le moulage des mâchoires de chaque individu arrêté ; dans les grandes villes comme Paris, les sujets seraient trop nombreux (...). Mais, on pourrait pratiquer cette opération exceptionnellement lorsqu'une mâchoire serait remarquable par une anomalie ou tout autre signe particulier. »*[203] *« Pour les constatations médico-légales, le moulage des mâchoires est une opération indispensable ; il est surtout applicable dans les cas de morsures. »* Un médecin légiste doit pouvoir, selon lui, faire ces moulages.

M. Montfort, dans sa thèse soutenue à l'École dentaire de Genève en 1890, intitulée *Contribution à l'étude des dents au point de vue de l'identité*, rapporte l'épisode suivant : *« Une dame assassinée qui a mordu aux mains un de ses assassins. Le moulage de ses mâchoires coïncida exactement avec les traces de morsures constatées sur les mains de l'assassin. »* Dans l'affaire Gouffé, Lacassagne assisté de Claude Martin (1843-1911), médecin et dentiste membre de l'Académie de médecine, réalise un moulage de la mâchoire de Gouffé, à la demande du Parquet, afin de savoir si les traces de morsures trouvées sur un tampon de papier supposé être un bâillon de la victime coïncident ou non[204].

---

[203] Cf. Merciolle Maurice, *Appréciation de l'examen médico-légal de la dentition dans les questions d'identité*, Thèse Doct. Med., Lyon, 1891, pp. 84-86.

[204] Cf. Merciolle Maurice, *Appréciation de l'examen médico-légal de la dentition dans les questions d'identité*, Thèse Doct. Med., Lyon, 1891, pp. 84-87.

Le Pr Lacassagne rapporte qu'une petite fille maltraitée par sa mère et qui présentait aux mains des morsures. En moulant la mâchoire de la mère, on aurait pu si cela avait été nécessaire, démontrer que c'était bien elle qui avait mordu l'enfant.
Notre ami et confrère, le Dr Philippe Brousseau, a été appelé comme expert dans une affaire similaire. Il a réussi à prouver le syndrome de Münchhausen par procuration dont était atteinte la mère qui faisait subir des sévices identiques à son enfant.
La thèse de Maurice Merciolle veut afficher, dès ses premières pages, des différences conséquentes avec la thèse d'Albert Dumur. Toutefois, au fur et à mesure de sa lecture, il est indéniable que tous les grands axes de recherches développés par Dumur ont été repris par Merciolle et que les différences ne sont pas si marquées que cela. Entre la thèse de Dumur (1882) et celle de Merciolle (1891), neuf années se sont écoulées qui ont vu de nombreuses publications et de nombreuses études nouvelles. Merciolle se contente de reprendre à son compte toutes les avancées techniques survenues dans l'intervalle, mais il cite de nombreuses affaires criminelles déjà entrevues chez Dumur.
Il est également évident que l'affaire Gouffé a constitué un tournant essentiel pour la médecine légale du début du XXe siècle. Tous les auteurs s'y réfèrent sans cesse.
Enfin, la conclusion de Merciolle reprend point pour point celle de Dumur. On remarque que tous les éléments cités, au nombre de neuf, sont toujours des sources de préoccupations essentielles pour tous les dentistes légistes experts contemporains. Nous ne citerons que les deux premiers points.
« 1/ Il est possible, à l'aide d'une formule dentaire, d'indiquer le nombre et la place des dents sur les mâchoires d'un individu ou d'un squelette.
2/ Le développement et l'évolution des dents permettent de dater la vie intra-utérine, l'état de maturité du fœtus, la

denture lactéale, la dentition définitive avec la présence ou non des dents de sagesse. »[205]

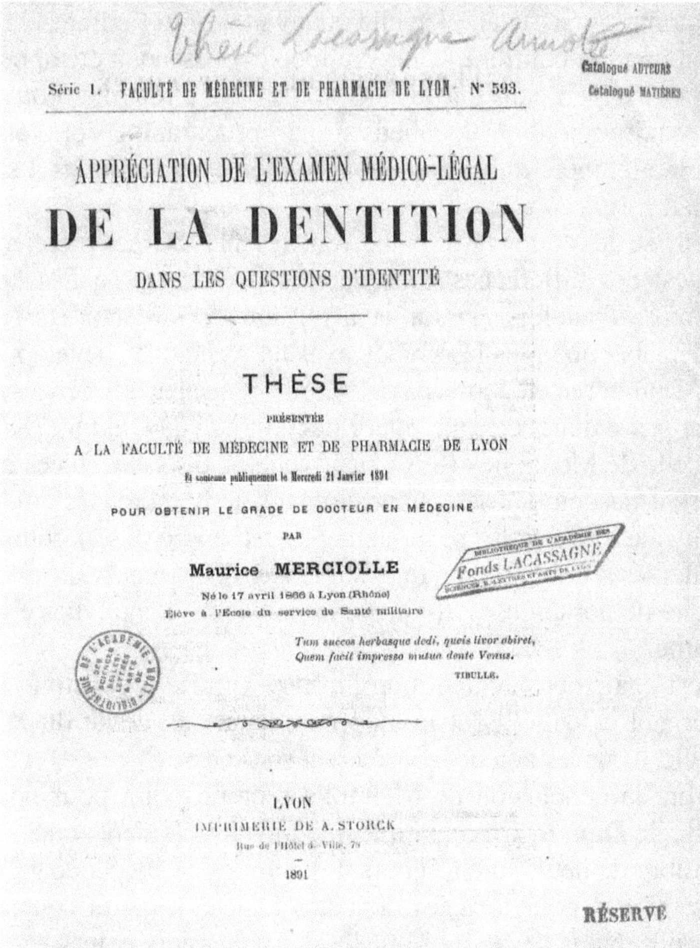
Série 1. FACULTÉ DE MÉDECINE ET DE PHARMACIE DE LYON N° 593.

Catalogué AUTEURS
Catalogué MATIÈRES

APPRÉCIATION DE L'EXAMEN MÉDICO-LÉGAL

DE LA DENTITION

DANS LES QUESTIONS D'IDENTITÉ

THÈSE

PRÉSENTÉE

A LA FACULTÉ DE MÉDECINE ET DE PHARMACIE DE LYON

Et soutenue publiquement le Mercredi 21 Janvier 1891

POUR OBTENIR LE GRADE DE DOCTEUR EN MÉDECINE

PAR

Maurice MERCIOLLE

Né le 17 avril 1866 à Lyon (Rhône)
Élève à l'École du service de Santé militaire

Tum succos herbasque dedi, queis livor abiret,
Quem facit impresso mutua dente Venus.

TIBULLE.

LYON
IMPRIMERIE DE A. STORCK
Rue de l'Hôtel-de-Ville, 78

1891

[205] Cf. Merciolle Maurice, *Appréciation de l'examen médico-légal de la dentition dans les questions d'identité*, Thèse Doct. Med., Lyon, 1891, pp. 100-101.

Conclusion

Qui est le père de l'Odontologie médico-légale ? Cette question a motivé ce livre. Tenter de répondre à celle-ci n'est pas chose aisée, car elle implique de combattre beaucoup d'idées arrêtées. Ses spécialistes et ceux de la médecine légale ont toujours vu en la personne du Pr Oscar Amoëdo y Valdes, le père de cette discipline. Il a écrit une œuvre phare en 1898, collectant les témoignages du récent incendie du Bazar de la Charité (1897) qui a vu plusieurs dentistes intervenir sur le site de la catastrophe et qui a vu la toute première identification par les dents avalisée par la justice en France. Toutefois, Oscar n'a jamais été l'un de ces praticiens. De plus, avant cet ouvrage, il n'a, semble-t-il, jamais pratiqué cet exercice. L'un d'entre eux par contre, Charles Godon, l'un des bâtisseurs de la profession dentaire en France puisqu'il y a créé la toute première école dentaire, est intervenu sur les corps calcinés du Bazar. Il est celui qui semble avoir tenu des propos révolutionnaires sur la question en 1887 au cours d'un congrès dentaire, ce qui pourrait lui attribuer cette paternité.

Issu de l'école de médecine légale de Lyon, Edmond Locard, quant à lui, y crée le premier laboratoire de médecine légale en 1910. L'une de ses premières affaires, survenue cette année-là, nécessite l'intervention d'un odontologiste. Celle-ci assied la réputation mondiale du laboratoire, mais nous sommes en 1910. De plus, son *Traité de criminalistique* affiche des connaissances sur la question qui sont essentielles. Mais, c'est trop tardif. Edmond Locard n'est donc qu'un acteur parmi d'autres qui a contribué à l'histoire de cette discipline et à son essor.

Par contre, la thèse de médecine d'Albert Dumur, écrite en 1882 et soutenue à la Faculté de médecine de Lyon, est indiscutablement la toute première du genre. Albert Dumur est un dentiste qui a exercé en Suisse et qui, lui, a été sur le terrain directement pour rédiger ce document précieux. Il s'est livré personnellement à diverses études et expériences à cette fin. À la lecture de son travail dont le président n'est autre que le Pr Alexandre Lacassagne, le véritable père fondateur de la médecine légale en France, son sérieux et sa légitimité ne peuvent pas être discutés. Il ne fait plus aucun doute à ce sujet à présent. Si la thèse de Maurice Merciolle soutenue en 1891 au même endroit et avec le même président de jury mérite d'être citée, elle ne constitue à nos yeux qu'un fac-similé du travail originel de Dumur. Cela semble être un jugement très sévère, mais il n'est que juste en définitive.

Au XXe siècle, l'Odontologie médico-légale connaît un essor considérable avec les divers conflits qui voient les familles en quête d'une identification de leurs proches. Les questions relatives au deuil et à la succession ne peuvent être soulevées sans qu'il y ait eu au préalable une identification formelle du corps.

Les catastrophes ou les attentats facilitent les progrès dans la recherche de renseignements ante-mortem, dans la constitution d'équipes pluridisciplinaires habilitées à effectuer cette démarche et à autopsier les corps retrouvés[206]. Ses protocoles

[206] Le 20 janvier 1992, un Airbus A320 parti de Lyon-Satolas s'écrase sur le mont Sainte-Odile haut de 800 mètres. Il y a 87 victimes. L'I.R.C.G.N. intervient pour la première fois. Une cellule de chirurgiens-dentistes participe activement à l'identification des cadavres. En décembre 1996, les Drs Charles Danjard et Laborier participent aux identifications des victimes de la secte du Temple solaire. À cette occasion, le prélèvement des maxillaires est systématiquement réalisé. De même, une radiographie panoramique est effectuée sur tous les cadavres. En mars 1999, les mêmes experts identifient les victimes de l'incendie du tunnel du Mont-Blanc, qui sont au nombre de 39. Les deux hommes sont confrontés à des corps présentant une carbonisation extrême. Les données bibliographiques sur la carbonisation des dents et des pièces prothétiques se trouvent totalement bouleversées. Le 25 juillet 2000, le Concorde AF4590 vient juste de décoller de l'aéroport

sont aussi appliqués en anthropologie et sur les sites archéologiques pour obtenir des réponses aux questions sur les origines de l'Homme.
Bien plus tard, l'ADN est venu s'ajouter à la palette des méthodes utilisées. Sa fiabilité n'est plus discutée et ajoute d'autres arguments qui rendent ses résultats quasi incontestables.
Par ailleurs, dès le début du XXe siècle, les romanciers, puis les cinéastes n'hésitent plus à s'en emparer, assurant ainsi à l'odontologie médico-légale des lettres de noblesse véritables.

---

de Roissy-Charles de Gaulle, quand il s'écrase sur l'Hôtelissimo à Gonesse. La photo devient systématique. Des traces sont ainsi conservées. L'exhumation peut être évitée. 450 diapositives et 250 photos sont prises. Sur 113 corps, il y a 112 identifications dentaires. Le Dr Laborier rapporte que la 113e victime dépourvue de dents est identifiée par défaut grâce à la liste des voyageurs, puisque son appareil dentaire n'a jamais été retrouvé. Il ne s'agit bien sûr que de quelques exemples (cf. Riaud Xavier, « Petite histoire de l'odontologie médico-légale en France », in *Revue de droit médical et d'identification appliqués à l'odontologie*, avril 2010, n° 11, pp. 123-132).

Annexes

- Annexe 1 : Clin d'œil bucco-dentaire aux grands auteurs policiers du début du XXe siècle.
- Annexe 2 : Un dentiste contemporain de Conan Doyle et auteur de romans policiers

Annexe 1 : Clin d'œil bucco-dentaire aux grands auteurs policiers du début du XXe siècle

On ne peut terminer ce travail sans citer les influences dentaires des plus grands auteurs littéraires dans leurs romans policiers. Si le médico-légal n'est pas toujours évoqué, le praticien demeure, quant à lui, emblématique.

- *Maurice Leblanc (1864-1941)*

Les dents du Tigre met en scène Arsène Lupin en 1921. Après *813*, Lupin disparaît juste avant la Première Guerre mondiale. Tout le monde le croit mort. Il revient sous le nom d'emprunt de Don Luis Perenna. Affaibli et donc plus vulnérable, Lupin doit lutter contre un ennemi sournois et manipulateur qui captive ses victimes par procuration afin d'obtenir un héritage considérable. Succinctement, tout commence par une trace de dents laissée sur un morceau de chocolat dans une lettre adressée au préfet, puis on retrouve la même trace de dents sur une pomme abandonnée sur les lieux des méfaits du criminel. Le coupable est identifié et arrêté grâce à cette morsure.
L'agence Barnett et Cie paraît en 1928. C'est un livre recueillant une série de courtes histoires. Parmi celles-ci, figure *l'Homme aux dents d'or*. Arsène a les traits de Jim Barnett, un détective privé. Un curé est cambriolé dans son église par un individu dont le seul trait physique qu'il garde en mémoire est la présence de deux dents en or sur le côté gauche. Un homme est identifié peu après avec deux dents en or aussi, mais sur la droite, ce qui perturbe grandement l'homme d'Église et fait beaucoup rire Barnett. Notre curé avait en effet vu le reflet de ces deux fameuses dents dans un miroir, d'où l'inversion de l'image.

La dent d'Hercule Petitgris paraît en 1924. Il s'agit d'une nouvelle policière. Arsène Lupin nous revient sous les traits d'Hercule Petitgris, un enquêteur de police envoyé par le président du Conseil pour assister un ministre dans l'élucidation d'un mystère touchant de près l'État et l'armée. La particularité de notre homme est d'avoir une canine proéminente qui lui confère un sourire carnassier : *« une canine démesurée, une canine de bête féroce. Durant une seconde ou deux, cela lui donna un air de joie sardonique. Avec une pareille dent, le personnage devait mordre à fond. »*

- *Agatha Christie (1890-1976)*

La mort dans les nuages est un opus publié en 1935. Un crime est commis dans un avion à l'aide d'une sarbacane. De nombreuses personnes font le voyage, dont Poirot. Faisant travailler ses fameuses « cellules grises », notre homme découvre que le dentiste, qui fait partie des passagers, est le meurtrier.

Un, deux, trois est un roman qui paraît en 1940. Hercule Poirot fait sa visite de contrôle chez son dentiste, le Dr Morley. Ce dernier lui soigne trois caries. Il se remet péniblement de sa visite chez le praticien lorsque l'inspecteur Japp lui téléphone en lui disant que son dentiste est décédé. Il se serait vraisemblablement suicidé après avoir empoisonné un patient le même jour. Constatant la présence d'un éminent financier dans la salle d'attente le même jour que lui, le détective belge enquête et démontre l'innocence de son dentiste.

La mort avait les dents blanches est une nouvelle écrite en 1940. Poirot mange au restaurant avec son dentiste. Leurs échanges amicaux les portent sur des sujets truculents. Le détective belge assiste au repas d'un individu qui adopte une attitude surprenante. Peu de temps après, Hercule Poirot apprend que cet homme a fait une chute d'escalier et est mort.

- *Sir Arthur Conan Doyle (1859-1930)*

Sherlock Holmes était capable de tirer des conclusions en observant les dents. Dans *The Adventure of the Stockbroker's Clerk*, nouvelle publiée en 1893, le détective observe la dent avec une mauvaise obturation en or chez les deux frères Pinner qui ont admis s'en être servis comme d'une ruse. Holmes fait aussi attention à son hygiène dentaire. Alors que Watson et lui se préparent pour une visite d'une nuit à Stoke Moran dans *The Adventure of the Speckled Band*, nouvelle parue en 1892, il suggère à Watson d'apporter son revolver. *« Ça et une brosse à dents sont, je pense, tout ce dont nous avons besoin*[207]. *»* Et bien sûr, Sherlock a dû consulter un dentiste après son altercation avec Matthews, « qui a cassé ma canine de gauche dans la salle d'attente de Charing Cross ». Cela aurait eu lieu quelques années avant la confrontation de Holmes en 1891 avec le professeur Moriarty, car la référence figure dans l'index de Holmes dans *The Adventure of the Empty House*, nouvelle publiée en 1903, après son retour à Londres. La visite chez le dentiste qui a découlé de l'agression de Matthews a probablement amené le dentiste à prendre une empreinte de la bouche de Holmes afin de réparer la dent ou de la remplacer par une prothèse. Pendant que Holmes était dans le fauteuil, il a dû remarquer la rapidité de la mise en place de la préparation et a immédiatement compris tout le bénéfice de cette technique pour son propre travail. Dans *Le signe des quatre* (1888), Sherlock démontre sa familiarité avec les moulages d'empreintes : *« Voici ma monographie sur le tracé des pas, avec quelques remarques sur les usages du plâtre de Paris comme conservateur d'empreintes. »* Il est fort probable que Holmes ait obtenu la formulation du dentiste et l'ait adaptée à ses propres fins. Cependant, rien n'indique que

[207] Cf. Monty Scott, « The Baker Street Elementary – The Whole Tooth », in *https://www.ihearofsherlock.com*, 2020/11/15.

Holmes a considéré les dents aussi uniques que les empreintes de pas ou les empreintes digitales dans sa pratique[208].

[208] Cf. Monty Scott, « The Baker Street Elementary – The Whole Tooth », in *https://www.ihearofsherlock.com*, 2020/11/15.

Annexe 2 : Un dentiste contemporain de Conan Doyle et auteur de romans policiers : Benjamin Adolph Rodrigues Ottolengui (15/03/1861-11/07/1937)

Ottolengui est un dentiste américain et un écrivain. Il est né à Charleston en Caroline du Sud. En 1877, il gagne New York où il décide de vivre. Il y décède suite à une crise cardiaque. Sa femme May C. Hall le précède en 1936.

En plus de son exercice de dentiste, il est connu pour son œuvre littéraire autour des romans policiers. Il publie quatre nouvelles et douze courtes histoires de 1892 à 1898. Le *Saturday Review of Literature* désigne Ottolengui comme *« l'homologue dentaire du médecin criminel britannique ».* Sir Arthur Conan Doyle le qualifie *« d'auteur le plus négligé de toute l'histoire des romans policiers. »* Ses histoires tournent autour de deux personnages récurrents qui évoluent parfois de concert ou qui parfois entrent en compétition : Jack Barnes, un détective privé professionnel, et Robert Leroy Mitchel, un amateur fortuné[209].

La presse le surnomme le Conan Doyle américain. Ellery Queen[210] qualifie *Final Proof* (1898) comme la collection de courtes histoires détectives la plus prolifique de son temps.

Il publie quatre nouvelles, comme déjà citées auparavant, *An Artist in Crime* (Putnam's Sons, 1892), *A Conflict of Interest* (Putnam's Sons, 1893), *A Modern Wizard* (Putnam's Sons, 1894) et *The Crime of the Century* (Putnam's Sons, 1896). Il fait paraître douze courtes histoires en 1898, chez Putnam's Sons, sous le titre *Final Proof, or, The Value of Evidence*

[209] Cf. The Arthur Conan Doyle Encyclopedia, « Rodrigues Ottolengui, in *https://www.arthur-conan-doyle.com*, 2018/11/24.

[210] Ellery Queen

(Dedans : The Phoenix of Crime; The Missing Link; The Nameless Man; The Montezuma Emerald; À Singular Abduction ; The Aztec Opal; The Duplicate Harlequin ; The Pearl of Isis; À Promissory Note ; A Novel Forgery; A Frosty Morning; A Shadow of Proof).
Dentiste de profession, il publie deux ouvrages de référence : *Methods of Filling Teeth* (The S.S. White Dental MFG. Co., 1892) ; *Table Talks on Dentistry* (Dental Items of Interest Pub. Co., 1928). Il est l'éditeur des *Items of Interest : A Monthly Magazine of Dental Art, Science and Literature* pendant 35 ans. Il continuera après sa retraite. C'est un pionnier de l'art dentaire. Il est un des premiers à utiliser les rayons X en dentisterie, un spécialiste de l'orthodontie et des traitements endodontiques. Il s'intéresse de très près à l'entomologie, la taxidermie et à la photographie[211].

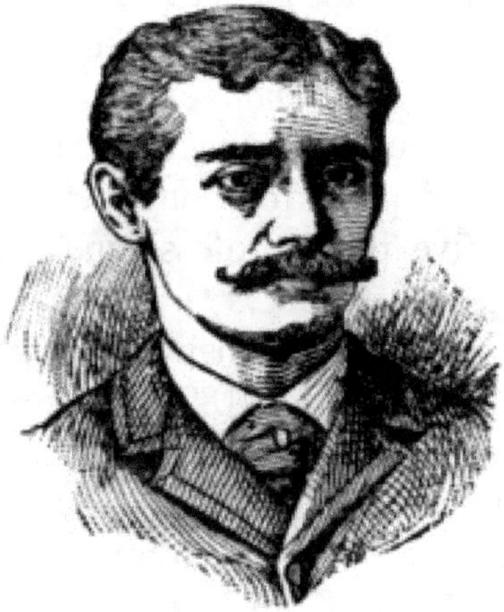

[211] Cf. The Arthur Conan Doyle Encyclopedia, « Rodrigues Ottolengui, in *https://www.arthur-conan-doyle.com*, 2018/11/24.

Remerciements

Il m'est essentiel de remercier mes mentors, les professeurs Simon Bérénholc et François Resche, le regretté Dr Henri Lamendin, un précurseur en matière d'odontologie médico-légale, qui nous a quittés et M. Thierry Feral à qui je dois tant et tant. Sans oublier, tous ceux qui me soutiennent au quotidien dans mes travaux, voire qui y participent.
À mon amie, la Dr Céline Clément, qui m'a redonné du courage lors de ma dernière venue à Nancy alors que je traversais une mauvaise passe. Au Pr Michel Germain qui me soutient en toutes circonstances pour son amitié sincère.
Au Hood Museum of Art de Hanover, USA, pour leur aide si précieuse.
À M. Amos Frappa, chercheur historien spécialiste d'Edmond Locard, pour sa gentillesse et son aide si précieuse.
Également, je tiens à dire toute ma gratitude pour l'aide considérable que m'a apportée M. Jean-François Vincent de la Bibliothèque interuniversitaire de Santé de Paris.
Je ne peux terminer sans dire tout l'amour que je porte à ma femme et à mes trois enfants qui illuminent ma vie comme autant de soleils.

Bibliographie

Livres

Amoëdo y Valdes Oscar, *L'art dentaire en médecine légale*, Masson (éd.), Paris, 1898.

Anonyme, *A la mémoire du Docteur Charles Godon : président fondateur de l'École Dentaire de Paris, officier de la Légion d'Honneur, Maire-Adjoint du VIIIe arrondissement : 12 septembre 1854-20 mai 1923*, Impr. Ch. Hérissey, Évreux, 1923, 91 p.

Augier Sylvie, *Les chirurgiens-dentistes français aux Armées pendant la Première Guerre mondiale (1914-1918), Organisation d'un service dentaire et stomatologique*, Thèse Doct. Chir. Dent., Lyon I, 1986.

Bordonove Georges, *Hugues Capet*, Pygmalion (éd.), Paris, 1986.

Bordonove Georges, *La tragédie des Templiers*, Pygmalion/Gérard Watelet (éd.), Paris, 1993.

Caliot Vincent, *Rôle des chirurgiens-dentistes français aux Armées durant la Première Guerre mondiale (1914-1918)*, Thèse Doct. Chir. Dent., Bordeaux II, 1993.

D'Escouchy Mathieu, *Chronique (1444-1467)*, Du Fresne de Beaucourt (éd.), Paris (Soc. Hist. France), 1863-1864, vol. 2.

De Troyes Jean, *Histoire de Loys XI, roi de France, et des choses mémorables advenues de son regne, depuis l'an 1460 iusques à 1481.* Avtrement Dicte la Chronique Scandalevse. Escrite par vn Greffier de l'Hotel de ville de Paris. Imprimée sur le vray Original, M.DC.XX.

Dumur Albert, *Des dents, leur importance et leur signification dans les questions médico-légales*, Thèse Doct. Méd., Lyon, 1882.

Ennis John, *The Story of the Fédération Dentaire Internationale (1900-1962)*, FDI (ed.), Londres, 1967.

Forbes Esther, *Paul Revere, the world he lived in*, Houghton Mifflin Company, Boston, 1942.

Frappa Amos, *Alexandre Lacassagne, médecin du crime*, Fage (éd.), 2019.

Gall François-Joseph, *Anatomie et physiologie du système nerveux en général, et du cerveau en particulier*, Haussmann & d'Hautel (éd.), vol. 2, Paris, 1810-1819.

Garofalo R., *La criminologie*, Alcan (éd.), Paris, 1885.

Georget Charles & Boutin Emile, *L'inattendue – Les grandes catastrophes*, Siloë (éd.), Nantes, 1996.

Georget Charles, Fronty Pierre & Sapanet Michel, « L'identification comparative », in *Les cahiers d'Odontologie médico-légale*, Atlantique (éd.), Poitiers, 2001.

Gobry Ivan, *Lothaire*, Pygmalion (éd.), Paris, 2008.

Groupement odontotechnique, *L'École Odontotechnique de Paris - Historique et évolution - Cinquantenaire de la Fondation de l'École (1883-1933)*, Paris, 1933.

Lamendin Henri, *Praticiens de l'Art dentaire du XIVe au XXe siècle (Recueil d'anecdodontes)*, L'Harmattan (éd.), Collection Médecine à travers les siècles, Paris, 2006.

Larriaga Marielle, *La fabuleuse histoire d'Edmond Locard, flic de province*, Des Traboules (éd.), Brignais, 2007.

Locard Edmond, *Traité de criminalistique*, Desvigne (éd.), Lyon, Vol. 2, 1932.

Lombroso Cesare, *L'homme criminel*, Félix Alcan (éd.), Paris, 1887.

Magnan Valentin, *Recherches sur les centres nerveux (alcoolisme, folie des héréditaires dégénérés, paralysie générale, médecine légale)*, Masson (éd.), Paris, 1893.

Mazévet Michel, *Edmond Locard, le Sherlock Holmes français*, Des Traboules (éd.), Brignais, 2006.

Merciolle Maurice, *Appréciation de l'examen médico-légal de la dentition dans les questions d'identité*, Thèse Doct. Méd., Lyon, 1891, 99 p.
Morel Bénédicte-Auguste, *Traité des dégénérescences physiques, intellectuelles et morales*, J. B. Baillière (éd.), Paris, 1857.
Morgenstern Henri, *Les dentistes français au XIXe siècle*, L'Harmattan (éd.), Collection Médecine à travers les siècles, Paris, 2009.
Riaud Xavier, *Les dentistes détectives de l'Histoire*, L'Harmattan (éd.), Collection Médecine à travers les siècles, Paris, 2007.
Riaud Xavier, *Première Guerre mondiale et stomatologie : des praticiens d'exception*, L'Harmattan (éd.), Collection Médecine à travers les siècles, Paris, 2008.
Riaud Xavier, *Quand la dent mène l'enquête...*, L'Harmattan (éd.), Collection Médecine à travers les siècles, Paris, 2008.
Riaud Xavier, *Charles Godon (1854-1923) et Georges Villain (1881-1938), le maître et l'élève*, L'Harmattan (éd.), Collection Médecine à travers les siècles, Paris, 2018.

Articles

Berck R., « Étude historique de l'identification par les dents en France », in *Bull Off Ordre Nat Chir Dent*, 1988 ; 2 : 6-10.
Bordier Arthur, « Sur les crânes d'assassins », in *Bulletin de la société d'anthropologie de Paris*, 1879, pp. 291-298.
Broca Paul, « Sur l'assassin Lemaire et la criminalité », in *Bulletin de la société d'anthropologie de Paris*, 1867, pp. 347-355.
Brouardel Paul, « Le criminel », in *Gazette des hôpitaux*, n°45, Paris, 1890, p. 494.
Collet, Georget & Peton, « Historique de l'Odontologie médico-légale au travers des catastrophes », in *Cours du*

D.U. d'Identification en Odontologie médico-légale, U.F.R. Odontologie Nancy, année universitaire 2000-2001.

Deranian Martin H., « Thomas W. Evans : Pennsylvania's dentist to Europe's royalty », in *J. Hist. Dent.*, Spring 2006 ; 54 (1) : 17-23.

Durand Jean-Pascal, « L'enseignement de la chirurgie dentaire : Charles Godon, le savoir-faire et le faire savoir », in *Actes de la Société française d'histoire de l'art dentaire*, 2016 ; 21 : 34-39.

Frèrejean Alain, « Napoléon IV tombe sous les coups de sagaies des Zoulous », in *Historia*, 1997 ; 610 : 77.

Georget Charles, « Oscar Amoëdo (1863-1945) et l'Art dentaire en médecine légale », in *Revue de droit médical et d'identification appliqués à l'Odontologie*, n° 1, septembre 2004.

Georget Charles & Labyt-Leroy Anne-Sophie, « Le Docteur Oscar Amoëdo y Valdes (1863-1945), un praticien éclectique », in *Actes de la SFHAD*, http://www.bium.univ-paris5.fr, 2005, pp. 1-5.

Lacassagne Alexandre, « L'homme criminel comparé à l'homme primitif », in *Bulletin du Lyon médical*, 1882, pp. 210-217, 244-255.

Lacassagne Alexandre, « L'affaire Gouffé », in *Archives de l'anthropologie criminelle*, 1891 ; 6.

Magitot Emile, *Traité des anomalies du système dentaire chez l'homme et les mammifères*, Masson (éd.), Paris, 1877.

Mazévet Michel, Stagnara Denise & Fischer Louis-Paul, « Le Dr Edmond Locard (1877-1966), le Sherlock Holmes lyonnais », in *Revue d'Histoire des Sciences médicales*, Juillet-Août-Septembre 2007, tome XLI, n° 3, pp. 269-278.

Renneville Marc, « L'anthropologie criminelle en France », in *Revue criminologie*, 1994, vol. 27, n° 2, pp. 185-210.

Riaud Xavier, « Petite histoire de l'odontologie médico-légale en France », in *Revue de droit médical et d'identification appliqués à l'odontologie*, avril 2010, n° 11, pp. 123-132.
Rodriguez Exposito César, « Dr Oscar Amoëdo y Valdes, una figura de la odontologia universal », in *Cuadernos de Historia de la Salud Publica*, La Habana, Cuba, 1969.
Rousseau Claude, « Les cabinets de Louis-Maurice Champagne et Louis Cheurlin – L'antisepsie, le mobilier et l'éclairage électrique », in *Histoire de l'aménagement opératoire du cabinet dentaire*, www.biusante.parisdescartes.fr, Actes de la Société française d'histoire de l'art dentaire, sans date (en ligne, consulté le 10 et 11/08/2017).
Sanz Javier, Bermejo Miguel Ángel López, « Naissance de la Fédération dentaire internationale, FDI, 1900, Paris », in *Actes de la Société française d'histoire de l'art dentaire*, 2009 ; 14 : 60-62.

Articles Internet

Berlière Jean-Marc, « L'affaire Scheffer, une victoire de la science contre le crime ? (octobre 1902) », in *www.criminocorpus.cnrs.fr*, 2007, pp. 1-7.
Dosso Diane, « Godon Edouard Charles, Docteur », in *cths.fr*, 2014 (en ligne, consulté le 05/07/2017).
fr.wikipedia.org, *Alphonse Bertillon*, 2008, pp. 1-3.
http://fr.wikipedia.org, *Sophie-Charlotte de Bavière*, pp. 1-2.
Monty Scott, « The Baker Street Elementary – The Whole Tooth », in *https://www.ihearofsherlock.com*, 2020/11/15.
The Arthur Conan Doyle Encyclopedia, « Rodrigues Ottolengui, in *https://www.arthur-conan-doyle.com*, 2018/11/24.
Tribondeau Nathanaël, « Petite histoire de la police scientifique », in *http://www.salondupolar.com*, 2005, pp. 1-8.

Centres d'archives, musées, collections privées

Bibliothèque interuniversitaire de Santé, Paris, 2017, 2021.

Frappa Amos, communication personnelle, 2021.

James Abbott McNeill Whistler, *Dr. Isaac Burnet Davenport (1854-1922)*, 1895-1902/3, oil on canvas, 50.8 × 31.4 cm. Hood Museum of Art, Dartmouth College: Gift of Mr. and Mrs. Adolph Weil Jr., Class of 1935 ; P.986.86.

Préfecture de la Police, Service des Archives, Paris, 2008.

Robert Sire, collection privée, Orléans, 2008 et 2010.

Stagnara Denise, collection privée, Odenas, 2007.

Table des matières

Publications du Dr Xavier Riaud

- *La pratique dentaire dans les camps du IIIe Reich*, Coll. « Allemagne d'hier et d'aujourd'hui », L'Harmattan (éd.), Paris, 2002.
- *Les dentistes allemands sous le IIIe Reich*, Coll. « Allemagne d'hier et d'aujourd'hui », L'Harmattan (éd.), Paris, 2005.
- *L'influence des dentistes américains pendant la guerre de Sécession (1861-1865)*, Coll. « Médecine à travers les siècles », L'Harmattan (éd.), Paris, 2006.
- *Les dentistes, détectives de l'Histoire*, Coll. « Médecine à travers les siècles », L'Harmattan (éd.), Paris, 2007.
- *Première Guerre mondiale et stomatologie : des praticiens d'exception...*, Coll. « Médecine à travers les siècles », L'Harmattan (éd.), Paris, 2008.
- *Plaidoyer pour un enseignement historique de l'Art dentaire*, Coll. « Éthique & Pratique médicale », L'Harmattan (éd.), Paris, 2008.
- *Quand la dent mène l'enquête...*, Coll. « Médecine à travers les siècles », L'Harmattan (éd.), Paris, 2008.
- *Pionniers de la chirurgie maxillo-faciale*, Coll. « Médecine à travers les siècles », L'Harmattan (éd.), Paris, 2010.
- *Histoires de la médecine bucco-dentaire*, Coll. « Médecine à travers les siècles », L'Harmattan (éd.), Paris, 2010.
- *Odontologie médico-légale : entre histoire et archéologie*, co-écrit avec le Dr Francis Janot, Coll. « Médecine à travers les siècles », L'Harmattan (éd.), Paris, 2010.
- *Dentistes héroïques de la Seconde Guerre mondiale*, Coll. « Médecine à travers les siècles », L'Harmattan (éd.), Paris, 2011.
- *Chroniques odontologiques des rois de France et de la dynastie napoléonienne*, Coll. « Médecine à travers les siècles », L'Harmattan (éd.), Paris, 2011.
- *Les dentistes américains dans la guerre de Sécession (1861-1865)*, Coll. « Médecine à travers les siècles », L'Harmattan (éd.), 2e édition, Paris, 2012.
- *Napoléon Ier et ses médecins*, Coll. « Médecine à travers les siècles », L'Harmattan (éd.), Paris, 2012, Prix de l'AAMSSA 2012.
- *Histoire indépendentaire*, Coll. « Médecine à travers les siècles », L'Harmattan (éd.), Paris, 2013.

- *Des dentistes qui ont fait l'Histoire…*, Coll. « Médecine à travers les siècles », L'Harmattan (éd.), Paris, 2013.
- *Odontologie médico-légale et serial killers, la dent qui en savait trop…*, coécrit avec le Dr Philippe Brousseau, Coll. « Médecine à travers les siècles », L'Harmattan (éd.), Paris, 2014.
- *Chirurgie dentaire et nazisme*, Coll. « Allemagne d'hier et d'aujourd'hui », L'Harmattan (éd.), Paris, 2015.
- *Et si la Seconde Guerre mondiale nous était racontée autrement…*, Coll. « Médecine à travers les siècles », L'Harmattan (éd.), Paris, 2015.
- *Napoléon Ier et ses dentistes*, Coll. « Médecine à travers les siècles », L'Harmattan (éd.), Paris, 2016.
- *Archéologies dentaires*, Les Éditions universitaires européennes, Sarrebruck, 2016.
- *Dent et archéologie, une expérience vécue*, Coll. « Médecine à travers les siècles », L'Harmattan (éd.), Paris, 2017.
- *Dents et espions*, Coll. « Médecine à travers les siècles », L'Harmattan (éd.), Paris, 2018.
- *Charles Godon (1854-1923) et Georges Villain (1881-1938), le maître et l'élève*, Coll. « Médecine à travers les siècles », L'Harmattan (éd.), Paris, 2018.
- *ADN, dents et maladies*, Coll. « Médecine à travers les siècles », L'Harmattan (éd.), Paris, 2019.
- *L'or dentaire des nazis*, Coll. « Médecine à travers les siècles », L'Harmattan (éd.), Paris, 2019.
- Réédition commentée du journal satirique des blessés de la face de l'hôpital du Val-de-Grâce (1917-1918), *La Greffe générale*, Coll. « Médecine à travers les siècles », L'Harmattan (éd.), Paris, 2020.
- *Carnet de voyage académicien d'un historien de la médecine*, L'Harmattan (éd.), Collection Médecine à travers les siècles, Paris, 2020, 125 p.
- *Petit manuel historique de l'odontologie du sport*, L'Harmattan (éd.), Collection Médecine à travers les siècles, Paris, 2021, 128 p.
- *Commémoration des 75 ans de l'Ordre national des Chirurgiens-dentistes, Rééditions des Bulletins de 1945*, commentée par le Dr Xavier Riaud sous la direction du président Serge Fournier, L'Harmattan (éd.), Collection Médecine à travers les siècles, Paris, 2021, 334 p.

Structures éditoriales du groupe L'Harmattan

L'Harmattan Italie
Via degli Artisti, 15
10124 Torino
harmattan.italia@gmail.com

L'Harmattan Hongrie
Kossuth l. u. 14-16.
1053 Budapest
harmattan@harmattan.hu

L'Harmattan Sénégal
10 VDN en face Mermoz
BP 45034 Dakar-Fann
senharmattan@gmail.com

L'Harmattan Cameroun
TSINGA/FECAFOOT
BP 11486 Yaoundé
inkoukam@gmail.com

L'Harmattan Burkina Faso
Achille Somé – tengnule@hotmail.fr

L'Harmattan Guinée
Almamya, rue KA 028 OKB Agency
BP 3470 Conakry
harmattanguinee@yahoo.fr

L'Harmattan RDC
185, avenue Nyangwe
Commune de Lingwala – Kinshasa
matangilamusadila@yahoo.fr

L'Harmattan Congo
67, boulevard Denis-Sassou-N'Guesso
BP 2874 Brazzaville
harmattan.congo@yahoo.fr

L'Harmattan Mali
ACI 2000 - Immeuble Mgr Jean Marie Cisse
Bureau 10
BP 145 Bamako-Mali
mali@harmattan.fr

L'Harmattan Togo
Djidjole – Lomé
Maison Amela
face EPP BATOME
ddamela@aol.com

L'Harmattan Côte d'Ivoire
Résidence Karl – Cité des Arts
Abidjan-Cocody
03 BP 1588 Abidjan
espace_harmattan.ci@hotmail.fr

Nos librairies en France

Librairie internationale
16, rue des Écoles
75005 Paris
librairie.internationale@harmattan.fr
01 40 46 79 11
www.librairieharmattan.com

Librairie des savoirs
21, rue des Écoles
75005 Paris
librairie.sh@harmattan.fr
01 46 34 13 71
www.librairieharmattansh.com

Librairie Le Lucernaire
53, rue Notre-Dame-des-Champs
75006 Paris
librairie@lucernaire.fr
01 42 22 67 13

www.ingramcontent.com/pod-product-compliance
Lightning Source LLC
LaVergne TN
LVHW051026051026
849532LV00004BA/1391